U0225344

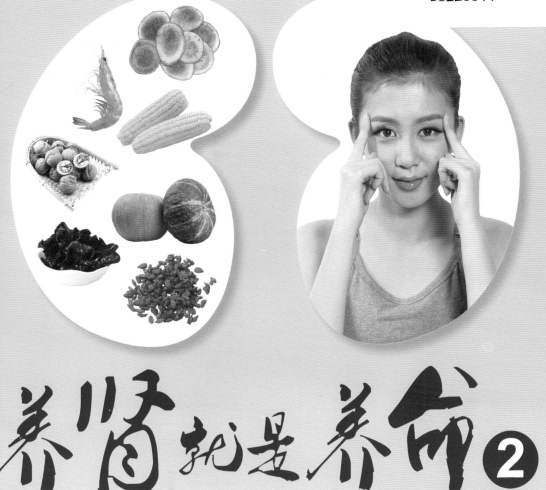

养肾就是养命②

陈振玉 主编
主任医师、教授、博士生导师
中华医学会肾脏病学会北京分会委员兼秘书
北京联科中医肾病医院学科专家组成员

张晔 副主编
解放军309医院营养科前主任
中央电视台《健康之路》特邀专家
北京电视台《养生堂》特邀专家

吉林科学技术出版社

图书在版编目（CIP）数据

养肾就是养命. 2 / 陈振玉主编. -- 长春 : 吉林科学技术出版社，2014.8
   ISBN 978-7-5384-7310-0

  Ⅰ. ①养… Ⅱ. ①陈… Ⅲ. ①补肾－基本知识 Ⅳ. ①R256.5

中国版本图书馆CIP数据核字(2013)第308372号

本社广告经营许可证号：2200004000048

养肾就是养命2

主　　编	陈振玉							
副主编	张　晔							
编委会	陈振玉	张　晔	刘红霞	牛东升	李青凤	石艳芳	张　伟	石　沛	张金华
	葛龙广	戴俊益	李明杰	霍春霞	高婷婷	赵永利	余　梅	李　迪	李　利
	王能祥	费军伟	杨纪云	张爱卿	常秋井	吕亚娜	安　鑫	石玉林	樊淑民
	张国良	李树兰	谢铭超	王会静	陈　旭	王　娟	徐开全	杨慧勤	卢少丽
	张　瑞	李军艳	申　琦	崔丽娟	季子华	吉新静	石艳婷	陈进周	李　丹
	逯春辉	李　鹏	李海艳	李　军	高　杰	高　坤	高子珺	杨　丹	李　青
	梁焕成	刘　毅	韩建立	高　赞	高志强	高金城	邓　晔	常玉欣	黄山章
	侯建军	李春国	王　丽	袁雪飞	张玉红	张景泽	张俊生	张辉芳	张　静
	张　莉	赵金萍	崔文庆	石　爽	王　娜	金贵亮	程玲玲	段小宾	王宪明
	杨　力	孙君剑	张玉民	牛国花	许俊杰	杨　伟	葛占晓	施慧婕	徐永红
	张进彬	王　燕							

全案策划　悦然文化
出版人　李梁
策划责任编辑　吴文凯　赵洪博
封面设计　杨　丹
开　　本　710mm×1000mm　1/16
字　　数　228千字
印　　张　12.5
印　　数　1－40000册
版　　次　2014年8月第1版
印　　次　2014年8月第1次印刷
出　　版　吉林科学技术出版社
发　　行　吉林科学技术出版社
地　　址　长春市人民大街4646号
邮　　编　130021
发行部电话/传真　0431-85677817　85635177　85651759
　　　　　　　　　　85651628　85600611　85670016
储运部电话　0431-84612872
编辑部电话　0431-86037698
网　　址　www.jlstp.net
印　　刷　沈阳天择彩色广告印刷股份有限公司
书　　号　ISBN 978-7-5384-7310-0
定　　价　29.90元

如有印装质量问题 可寄出版社调换
版权所有 翻印必究

前言

《黄帝内经》中说："夫精者，生之本也。"就是说肾精是生命的基础，决定着生命的活力，也即人精力的盛衰，取决于肾，所以保肾固精的重要性不言而喻。肾乃一身之根本、能量之源头，补肾对于现在和未来，对于人的任何一个年龄段都有不可忽视的重要意义，它的健康是我们生活质量的保证。

人的大脑，由肾而生，因为脑为髓海，髓生于肾，所以肾亏的人脑力常苦不足，稍微用脑多，即感头昏脑空。人的耳、齿、骨、发、前后二阴都和肾密切相关，这叫作肾藏象系统。总之，人的泌尿、生殖、内分泌、大脑、骨骼、造血、免疫力……都和肾有密切关系，肾还和肝、心、脾、肺紧密关联。可见，肾是生命之本，养肾就是养命的说法一点也不夸张。

本书共有九章，全方位地为您养肾健肾保驾护航。第1章介绍了西医、中医讲的"肾"，并且阐述了肾与心、肝、脾、肺的关系等，让您初步了解肾的相关知识；第2章重点讲述了肾虚是怎么回事，让您明白肾虚都有哪些类型；第3章详细解读肾经以及其他养肾大穴，通过按摩、拔罐、艾灸等方法可以治疗肾脏疾病；第4章深度解析了三十多种经典养肾食材以及一些常用的中药，通过食疗达到养肾的效果；第5章具体列举了生活中养肾的细节和运动方法，让您在简单的运动中滋养肾脏；第6章讲述了男人养肾的故事；第7章告诉我们女人养肾也很重要；第8章主要讲老人和小孩养肾的相关知识；第9章介绍了一些常见病，通过调理肾脏的方法也可以使这些疾病得到缓解。

希望本书可以为您养肾提供实用的好方法，让您拥有健康体魄。最后，祝广大读者朋友们健康长寿、幸福快乐。

健肾强肾食材推荐

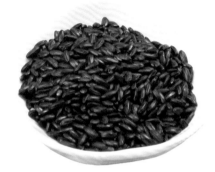

> 黑米　滋阴补肾，滑湿益精，补肺缓筋

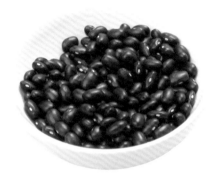

> 黑豆　祛风除热、调中下气、解毒利尿

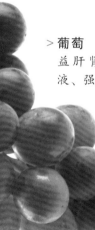

> 葡萄　补气血、益肝肾、生津液、强筋骨

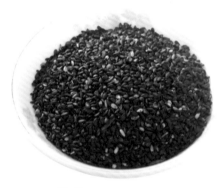

> 黑芝麻　滋补肾肝、养血明目

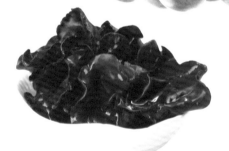

> 黑木耳　化解结石

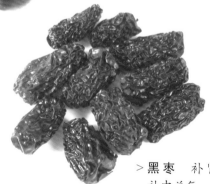

> 黑枣　补肾养胃、补中益气、补血

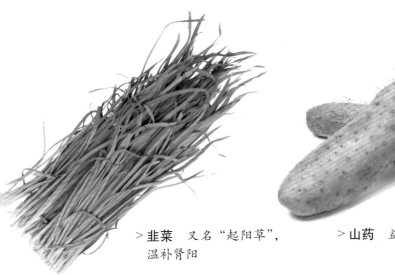

> **韭菜** 又名"起阳草"，
> 温补肾阳

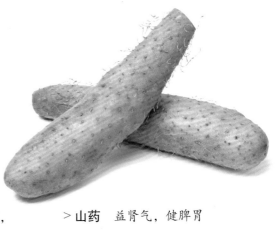

> **山药** 益肾气，健脾胃

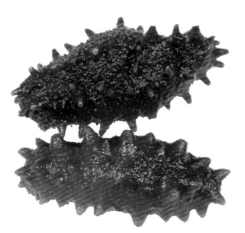

> **猪肾** 壮腰补肾

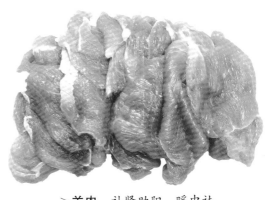

> **羊肉** 补肾助阳、暖中祛
> 寒、温补气血、开胃健脾

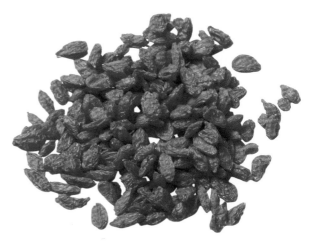

> **海参** 补肾益精、除湿壮阳、
> 养血润燥、通便利尿

> **枸杞子** 滋补肝肾、补
> 益精气、强肾健骨

健肾强肾穴位大搜集

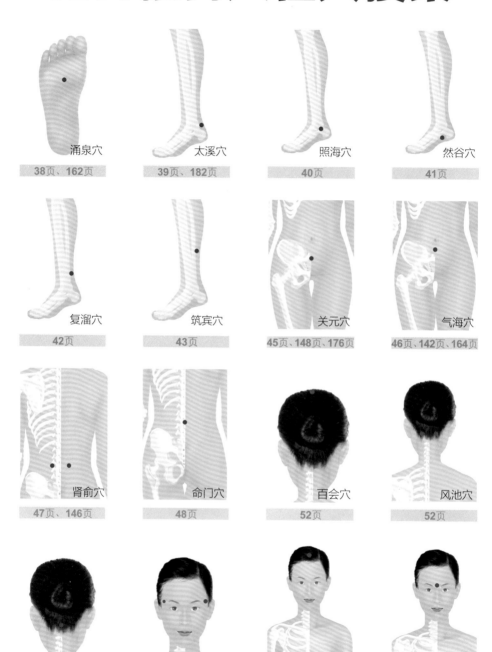

涌泉穴	太溪穴	照海穴	然谷穴
38页、162页	39页、182页	40页	41页
复溜穴	筑宾穴	关元穴	气海穴
42页	43页	45页、148页、176页	46页、142页、164页
肾俞穴	命门穴	百会穴	风池穴
47页、146页	48页	52页	52页
风府穴	太阳穴	上星穴	印堂穴
52页	52页	52页	52页

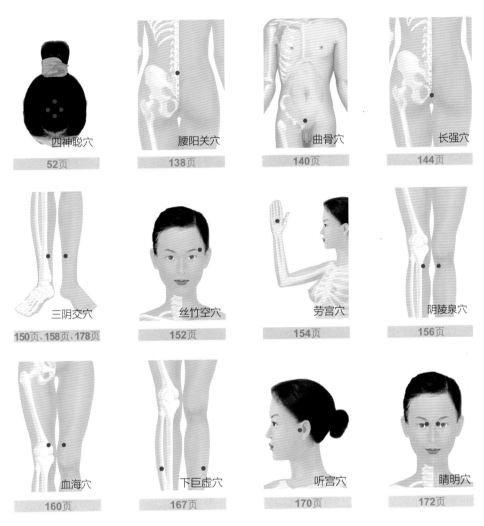

四神聪穴
52页

腰阳关穴
138页

曲骨穴
140页

长强穴
144页

三阴交穴
150页、158页、178页

丝竹空穴
152页

劳宫穴
154页

阴陵泉穴
156页

血海穴
160页

下巨虚穴
167页

听宫穴
170页

晴明穴
172页

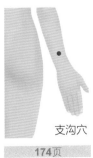

支沟穴
174页

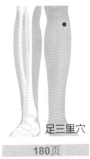

足三里穴
180页

目录

第1章 生命常青，养肾先行

第2章 肾虚是怎么回事

第3章　肾经及养肾大穴是人体健康大药

第4章　养肾，吃对吃好很有效

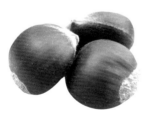
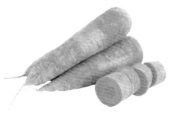
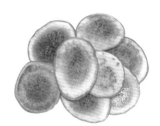

第5章 强肾两手抓：生活调养+运动

第6章 肾强男人就强

第7章 养肾不只关男人，女人也要养

第8章 老人和孩子，一老一小来养肾

第9章 调理肾脏，"调"走这些常见病

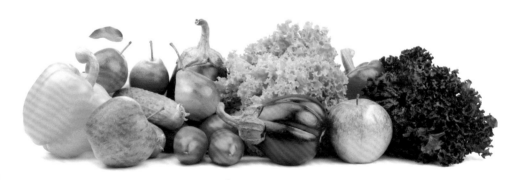

第 **1** 章

生命常青，养肾先行

肾脏在人体的八大功效

人一生的健康都离不开肾。肾被称为先天之本、生命之源，对生命有重要意义。下面，我们就了解一下肾脏对人体的功效。

肾好，生长发育就好

人从生命形成到降生、成长、衰老，直到死亡，这些个过程都与肾中精气的盛衰有密切关系。肾精是人体生长发育的根本，如果肾精亏少，人体的生长发育就会受到很大影响。有时候会在生活中见到一些儿童比同龄人发育迟缓，那多半是由于肾精亏少引起的。而有些人未老先衰，出现少白头、脱发、驼背等情况，也多半是因为肾精亏少。

肾好，生殖能力就好

人的生殖器官的发育和生殖能力的强弱，都依赖于肾。肾里面的肾精是胚胎发育的原始物质，能促进生殖功能的成熟。人出生后，随着肾精的不断生成，生殖器官发育成熟，男子产生精液，女子则按时来月经，于是就具备了生殖能力。如果肾功能异常，就会造成生殖能力下降。

肾好，水液正常代谢

肾是主管和调节人体水液代谢功能的重要脏器，故肾又有"水脏"之称。肾能将喝到肚子里的水及时气化排出体外，如果肾功能失常，不能及时将水气化，就会产生尿多、尿频、尿失禁的问题。因此，肾好，能使人体的水液代谢正常。

肾好，头发乌黑浓密

头发的生长与脱落、荣润与枯槁，与肾中精气的充足与否关系很大。如果肾精充足，头发就乌黑茂盛；反之，头发就会稀疏干枯，容易变白脱落。

肾好，呼吸系统就好

"肾主纳气"，是说肾具有摄纳肺吸入的清气从而起到调节呼吸的作用。人体的呼吸虽然由肺来主管，但吸入的清气必须下达到肾，由肾摄纳，经过肺和肾的相互协调才能通畅调匀。如果肾的纳气功能失常，吸入之气不能归纳于肾，就会出现呼吸表浅、呼多吸少、气短、气喘等病理表现，称为"肾不纳气"。

肾好，精足血旺

我们在工作生活中，都要消耗体内的生命基本物质。生命物质不断被消耗，也就需要不断进行补充。补充进来的物质要藏起来，以维持生命活动的需要。这些物质最终就藏在肾中，而其中最重要的就是精气。

血液的化生主要与脾胃和肾有密切的关系。脾胃是气血生化之源，而血之化在于肾，故有"脾生血""肾化血"之说。肾主藏精，主骨生髓，精髓可以化生气血。故精足血则旺，血旺精自足，精血相互滋生、共同生存。

肾好，记忆力强

肾生髓，而"脑为髓之海"，因此，如果肾精充足，大脑得到滋养，能使人头脑发达，精力充沛，记忆力变强；而如果肾精不足，大脑就得不到充分滋养，从而会影响智力。对小儿来说，就会造成大脑发育不全，智力低下；而成年人则多表现为思维迟缓、精神萎靡、记忆力减退等。

肾好，骨骼强健

肾有掌控骨骼生长的功能，如果肾精充足，人的骨质就会得到很好的滋养，骨骼发育良好，骨质细密，骨头坚固有力；如果肾精不足，骨骼就会失去滋养，骨质疏松。若肾功能失常，对小儿来说，易造成骨骼发育不良或生长迟缓等；成人则易腰膝酸软、步履蹒跚等；老年人则骨质脆弱，容易骨折等。

西医讲的"肾"指人体的泌尿器官

人有两个肾,形状似蚕豆

西医口中的"肾",指的是人体泌尿系统中的一个脏器,位于人体第1~3腰椎左右两侧,形似蚕豆。也就是说,西医上的"肾"指的是具体的肾脏器官,而不涵盖其他系统的其他器官。西医上的肾脏疾病包括肾小球肾炎、肾盂肾炎等。

肾脏的功能

肾脏在人的身体中有不可取代的作用,主管人体的尿液分泌排泄、调节人体水盐代谢,具体功能如下:

1. 肾脏能生成尿液,排泄代谢产物。

2. 肾脏能排出体内多余的水分,维持体液平衡及酸碱平衡,维持体内环境的稳定。

3. 肾脏可分泌肾素、前列腺素、激肽等,并能通过分泌肾素来调节血压。

4. 肾脏可生成红细胞生成素,刺激骨髓造血。

5. 肾脏还能活化维生素 D_3,调节钙磷代谢。

6. 肾脏还是许多内分泌激素降解的场所,如胰岛素等,能避免发生代谢紊乱。

7. 肾脏分泌的前列腺素等物质,具有调节肾脏本身血流量的作用。

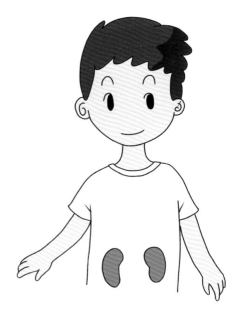

西医讲的"肾"是指形似蚕豆的肾脏器官

肾脏与血压的关系

肾脏是调节水盐代谢的重要器官,当肾小球的过滤功能受阻时,体内的水分和盐分的过滤就会受到影响,会造成水钠潴留,进而使血压升高。肾性高血压是继发性高血压的一种主要症状,患有肾脏疾病的患者中,80%患有高血压。

中医讲的"肾"涵盖人体多个系统

🌀 肾系统

中医讲的"肾"和西医讲的"肾"是不完全相同的概念。中医讲的"肾"主要是从其功能的角度来说的,它包括了人体的生殖、泌尿、神经、骨骼等各组织、器官,能够调节人体功能,为生命活动提供"元气""原动力"。中医里所说的"肾"不但包括俗称为腰子的肾器官,还包括被人们称为"先天之本"的生命系统,在五行中它属水,与膀胱、骨、髓、脑、发、耳、二阴等一同构成了肾系统。

🌀 肾是"先天之本"

肾是"先天之本",它贯穿于人类生命从孕育、出生、成长、发育、生长、衰老的全过程。我们可以从肾主先天之精、蛰藏元阴元阳、元气之根本、生殖繁衍之源四个方面来诠释。

古人云"人始生,先成精",精是人体中一切精微物质如气、血、精、津、液的总括,而这些生命物质正是由肾来封藏的。肾是人体的管家,主管化生藏蓄先天之精。

肾寓藏元阴元阳,元阴指的是阴精,元阳指的是元气,元阴元阳在人的生命活动中起着决定性作用,维持着生命的基本活动。

元阴元阳可以理解为老百姓所说的"身体素质",其实元气、真气指的就是肾气,元气是生命动力的源泉,能推动一切组织器官的生理功能。

人体随着肾经及肾气的不断充盈会产生"天癸",该物质能促进人体生殖器发育成熟,维持正常的生殖功能。

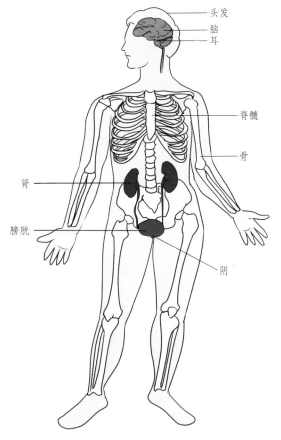

头发
脑
耳
脊髓
骨
肾
膀胱
阴

寿命长短，肾说了算

人的寿命与肾息息相关

《黄帝内经》指出，肾乃先天之本，主生长、发育、生殖，为全身阴阳之根本。如果一个人的肾气亏损，就会表现为体弱易衰。当然，中医中的肾并非西医所指的肾脏器官，它涵盖着人体的多个系统。

《素问·上古天真论》指出："女子七岁，肾气盛，齿更发长；二七而天癸至，任脉通，太冲脉盛，月事以时下，故有子……七七，任脉虚，太冲脉衰少，天癸竭，地道不通，故形坏而无子也……丈夫八岁，肾气实，发长齿更；二八，肾气盛，天癸至，精气溢泻，阴阳和，故能有子……五八，肾气衰，发堕齿槁。"此文大意是说，人在七八岁时，肾气日渐强盛，故开始换牙长发；到了十四五岁左右，人的肾气充盛，开始出现可使性功能发育成熟的"天癸"，这时，女子可排卵，男子可射精，性机能逐渐成熟，并开始有了生殖功能；到了四五十岁时，肾气开始衰弱，性机能以及生殖能力日益低下。当人们年老体弱多病时，人体精气日渐虚弱，此时便出现了肾虚症状。

由此不难看出，肾气一衰，人就开始衰老；肾气一竭，人就接近死亡。可以说，人的寿命长短与肾气之强弱有非常紧密的联系。人的寿命与肾息息相关，因此说，养肾对于我们的生命至关重要，养肾就是养命。

肾决定着幸福指数

中医认为，肾乃健康与生命之源。不过，肾会随着年龄的增长而逐渐变得衰弱。肾关乎一个人一生的幸福，若想提高生活质量，在身体上从温饱进入小康，就必须把肾锻炼强壮。若肾出现衰弱症状，可以通过多种渠道养护肾脏，如经常活动腰部，可使腰部气血得以循环畅通，使肾气不断得到充养；刺激肾经上或其他经脉有助养肾的穴位，可消除症状，强健肾脏；也要注意饮食的调养，多食用对肾有益的食物；还有注意日常生活的习惯以及运动等，这些都有助于养肾。

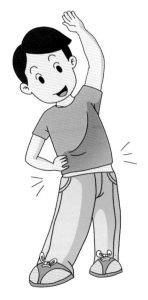

活动腰部可巩固肾气

肾功能不好，心功能受损

❖ 心肾相交

心是五脏之首，《黄帝内经》中称其为"君之主官"。心主血脉，它能够配合其他所有脏腑的功能活动，推动血液输送至全身；心藏神，它统管全身的精神、意识、思维活动。根据阴阳属性，心在我们身体上部分，属阳，在五行中属火；肾在我们身体下半部分，属阴，在五行中属水。在正常生理状态下，心阳不断下降，肾阴不断上升，上下相交，阴阳相济。

心肾之间这种相互依存、相互制约的关系，被称为心肾相交，或水火相济。两者平衡，则阴阳和谐，水火相济；两者失衡，则阴阳失调，阳气太盛或阴气太盛，都会造成心肾不交，从而导致身体不适。

❖ 子时不失眠，午时小睡有助养心

子时是夜里 11 点到次日 1 点这段时间，这时人体阴气最盛，阳气初生。"阴气盛制寐"，这个时候睡觉，体内的阳气才能生发出来，精神状态才能好。午时是上午 11 点到下午 1 点这段时间，是心经的当令之时，也是阳气与阴气的转换点，此时的养生重点是养阴，小睡一会儿或静坐一刻钟，对养心都有很好的效果。

❖ 养护心脏的饮食原则

- ✅ 膳食要低盐少油，避免高血压和心脏病的发生。每人每天食盐量不宜超过 6 克，食油量不宜超过 25 克。
- ✅ 限制动物性脂肪和胆固醇的摄入量，否则长期食用不仅会造成肥胖，还会加重心脏负担。
- ✅ 多吃红色食物，红色食物有养心的功效，如红豆、番茄、草莓、西瓜、花生等。
- ❌ 少喝或不喝茶和咖啡，因其含有茶碱、咖啡因等生物活性物质，可对心脏造成严重威胁。

手心搓脚心，有利疏通人体气机

每天睡前用温水泡脚，再将双手搓热后，用左手心按摩右脚心，用右手心按摩左脚心，直到搓热双脚为止。经常按摩脚底有滋阴补肾的作用。

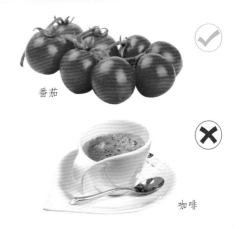

番茄 ✅

咖啡 ❌

肝肾宜同补

肝肾同源

《黄帝内经》称"肝者，将军之官，谋虑出焉"。肝主疏泄，有疏通、舒畅、条达、升发的特性，能调畅全身的气机。肝主藏血，有贮藏血液和调节血流量的作用。从中医五行来看，肝属木，肾属水，水能生木，肝肾相关。

肝肾之间的关系极为密切，有"肝肾同源""精血同源"之说。肝藏血，肾藏精，精能生血，血能化精。肝血有赖于肾精的资助，肾精足则肝血旺，肾精依赖肝血的滋养，肝血旺则肾精充。如果肝血不足则会引起肾精亏损；同样，如果肾精亏损也会导致肝血不足，出现头昏、目眩、耳鸣、腰酸等问题。

肾衰则肝衰

中医认为，人老肾先衰，肾衰则会累及肝衰。肝、肾充和人体的脏腑，二者衰则人体脏腑开始衰老。正所谓"欲养其肝，必滋其肾"，肝肾同补才是健康之道。

养护肝脏的饮食原则

- ✓ 多喝水以协助肝脏排毒。
- ✓ 多吃绿色食物，中医认为"五色入五脏"，而肝主绿色，可多吃菠菜、芥蓝、冬瓜、绿豆等。
- ✓ 多吃高蛋白、低热量的食物，如鸡蛋、豆腐、牛奶、鱼、鸡肉等。这些食物中丰富的蛋白质能起到修复肝细胞、促进肝细胞再生的作用。
- ✗ 少吃或不吃辛辣、刺激性食物，如辣椒、芥末等，以免损伤肝气。
- ✗ 少喝或不喝酒，过量饮酒易伤肝，轻者会出现酒精性脂肪肝，严重的还会导致酒精性肝硬化，甚至酒精性肝炎。

怒伤肝，养护肝脏少生气

要调节情志，少生气，否则容易造成肝气郁结，时间长了可能会造成肝硬化，女性还可能会出现乳腺增生。

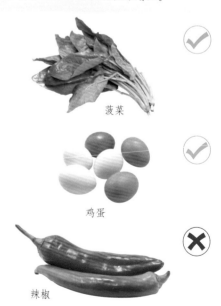

菠菜

鸡蛋

辣椒

脾肾互助，则水液代谢正常

脾肾互助

脾主运化水谷精微，是人身气血生化的源头，是负责管后勤的。《黄帝内经》中称其为"仓廪之官""后天之本"。脾主运化，可对饮食物进行消化和吸收，可运化人体内的水液；脾气主升，还统摄血液。

肾是"先天根本"，脾是"后天根本"，先天、后天之间的关系是"先天生后天，后天养先天"。脾气的健运需要依靠肾阳的温煦，而肾精也需要脾所运化的水谷精微的补充。脾的运化离不开肾气的鼓动，肾气又需要脾化生的气血来提供营养。因此，脾和肾之间在生理上是相互滋养、相互促进的，中医称之为脾肾互助。

脾肾对水液代谢的作用

脾主运化，负责运化水液，而肾是主管水液代谢的，两者在水液代谢过程中，只有相互帮助、相互配合才能完成。若两者功能失调，必会引起水液代谢的紊乱，如尿少浮肿、腹胀便溏等症。

健脾又补肾的食物

中医认为，黄色食物养脾，可多食用玉米、小米、黄豆、香蕉、柠檬等黄色食物。另外，也可多食用健脾又补肾的食物，如豇豆、扁豆、山药、莲藕、牛肉、羊肉、虾、鳝鱼、板栗、花生、核桃等。

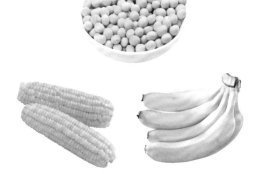

山药健脾又补肾

黄豆、玉米、香蕉等黄色食物有健脾功效

脾肾亏虚的影响

脾肾亏虚会导致小儿生长发育迟缓、中年人未老先衰。由于小儿脾胃受纳、转输功能尚不健全，喂养稍有不慎就易出现厌食、呕吐、泄泻等疾病，所以父母要格外用心。而中年人工作节奏快、生活压力大，加之经常思虑劳作，易造成脾肾精血的亏耗，在这个时期补益脾肾可延缓衰老。

肾与肺，如母子相生

肺肾相生

中医认为，肺主一身之气，司呼吸，主宣发、肃降。《黄帝内经》中称其为"相傅之官"。如果说心是一国的君主，那么肺就是辅佐君主的宰相。

肺属金，肾属水，根据五行理论，肺金和肾水是母子关系。肾与肺的关系主要表现在水液代谢和呼吸运动两方面。水液代谢方面，肾为主水之脏，肺为"水之上源"，肺肾协作，共同维持水液代谢正常。呼吸运动方面，肺主呼气，肾主纳气，意思是说"肺"主管人的呼吸，而从肺吸入的气，要下沉到肾脏，被肾所吸纳，肺、肾二脏协调维持人体气机的升降正常。中医称之为肺肾相生。

肾肺如母子相生相依

肺肾是相互滋生的关系。肺为肾之母，肺阴充足能够下输于肾，使肾充盈；肾为肺之子，肾阴为一身阴液之本，肾阴充足能够上滋于肺。二者相生相依。

养护肺的饮食原则

✅ 选择清淡饮食。多吃一些新鲜的蔬果，例如梨等含有大量水分的水果、葡萄等浆果以及具有润肺止咳功效的柑橘等水果。少吃比较肥腻以及口味重（过咸或过甜）的食物，尤其是羊肉等热性食物更要避免，以免引起肺部燥热上火的情况。

❌ 少吃辣椒、冷饮等刺激性食物。这些刺激性食物，不论是像辣椒这样的大热还是像冷饮这样的大寒都很伤肺，所以要避免。

润肺重点补充营养

润肺可重点补充维生素A和维生素E。维生素A具有保护肺部组织的功效，来源于肝脏、蛋黄、奶油等；维生素E是细胞呼吸必需的促进因子，可保护肺组织免受空气污染，提高机体免疫力，来源于麦胚油、葵花籽油、花生油、豆类等。另外，每天喝足量的水可以保证肺和呼吸道的润滑。

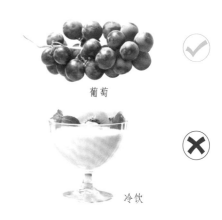

葡萄

冷饮

冬季养肾最相宜

冬季是藏精补肾好时节

冬季是新陈代谢能力最低的时候，一些年老、体弱的人容易感到手足不温，畏寒喜暖。人们常把这种情况叫作"火力不足"。中医把这种"火力"称为"阳气"。中医认为，阳气发源于肾，因为肾主生殖功能，是生命活动的原动力，肾又是贮藏营养精华的脏器。

所谓"肾藏精"就是说肾是机体营养的供给者。当寒冬到来时，人体需要足够的能量和热量以御寒，倘若肾功能虚弱，自然就会"火力不足"，甚至出现头晕、心慌、气短、腰膝酸软、乏力、小便失禁或尿闭等症状，所以冬季养肾尤为重要。

早睡晚起，避寒保暖

《黄帝内经》称："冬三月……早卧晚起，必待日光。"意思是说冬季应该早睡晚起，等太阳出来以后再活动。在寒冷的冬季，保证充足的睡眠时间尤为重要，因为冬季昼短夜长，人们的起居也要适应自然界变化的规律，适量地延长睡眠时间，才有利于人体阳气的潜藏和阴精的积蓄，以顺应"肾主藏精"的生理状态。

冬季可进补海参等补品

通过饮食调养可使阳气潜藏于体内，保存能量，保养精气，为来年春天的复苏做好准备。冬季可选择海参、羊肉、红枣、党参、枸杞子、肉苁蓉等食物，对补气益肾、生精养血都有很好的功效。

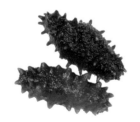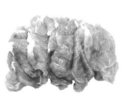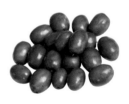

冬季宜食用海参、羊肉、红枣等补气益肾的食物

冬天不宜剧烈运动

《黄帝内经·四气调神大论》中关于冬三月养生的核心是藏，"无泄皮肤"就是不要让皮肤开泄出汗，因为出汗会使阳气外泄，阳气就不能藏了。所以，冬三月尽量不要剧烈运动，否则大汗淋漓就会伤肾，就违背了冬三月养藏的宗旨。

专题：给肾脏排排毒

肾脏肩负着重要的排毒功能

肾脏是排毒的重要器官，它能过滤血液中的毒素和蛋白质分解后产生的废料，并通过尿液排出体外。通过排尿可以代谢出人体内的大量废物，肾脏能为我们清除体内的垃圾、毒素，若肾脏罢工了，体内的水液、毒素就会泛滥，就易得尿毒症，也会影响其他脏器功能，甚至威胁生命。

测一测你的肾脏需要排毒吗

肾脏功能强劲，身体的新陈代谢才能正常进行，看看你是否有下面的情况，测一测你的肾脏是否需要排毒。

1. 早晨起床后四肢乏力。(5分)
2. 梳头发的时候，掉头发特别严重。(5分)
3. 患有风湿症。(10分)
4. 腰腹部有赘肉出现。(10分)
5. 经常会便秘或者腹泻。(5分)
6. 呼吸道不舒服，感觉不通畅。(5分)
7. 面部皮肤干燥、粗糙。(5分)
8. 季节交替时经常皮肤瘙痒。(5分)
9. 工作一小时后，就感到胸闷气短、浑身乏力。(5分)
10. 总是容易有无名火气，而且火气很大。(5分)
11. 进餐特别少，吃什么都没有滋味。(10分)
12. 夜晚失眠，即便睡着了，也是在做梦中度过。(10分)
13. 身体免疫力下降，容易感冒。(5分)

说明：1.如果累计总分超过20分，说明您体内已堆积了少量毒素；2.如果累计总分超过40分，表明您体内毒素堆积较为严重；3.如果累计总分超过60分，表明您体内已堆积了大量毒素，需要及早清除，否则容易引发其他不良症状。

帮助肾脏排毒多喝水

排除肾脏毒素的一个重要措施就是充分饮水，这样不仅可以稀释毒素的浓度，而且还能促进肾脏新陈代谢，将更多毒素排出体外。建议每天清晨空腹喝一杯温水，可起到冲洗肾脏、将毒素排出体外的作用。每天应喝2000~3000毫升水，相当于8大杯水。

另外，多喝豆浆也能起到很好的排毒功效。豆浆富含膳食纤维，可起到润肠通便的作用，这样可以缩短食物残渣中的毒素在人体内的停留时间，这种排毒效果还体现在：小腹不再凸出、面部青春痘和暗疮减少了！

◐ 有效排毒的黄金食材

玉米	大白菜	红薯
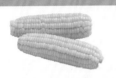		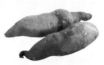
玉米中富含膳食纤维，能刺激肠道蠕动，加速粪便排泄，有助于清除宿便，排出体内毒素。	大白菜中含有丰富的膳食纤维，不但有刺激肠胃蠕动、促进大便排泄、帮助消化的作用，还能有效促进排毒。	红薯中富含膳食纤维，有很好的促进胃肠蠕动、预防便秘、通便排毒的功效。
南瓜	黑木耳	紫菜
南瓜中含有丰富的果胶，能粘结和消除体内细菌毒素和其他有害物质，起到解毒作用。	黑木耳中含有的膳食纤维和植物胶质能够吸附肠道内的异物，从而起到清胃涤肠、排毒的作用。	紫菜中的膳食纤维可以保持肠道健康，加快体内有毒物质的排泄。

按摩排毒方

掐按曲池穴

按摩原理：刺激曲池穴具有很好的疏风解表、清热排毒效果，

精准取穴：将手肘内弯约呈直角，用另一只手的拇指下压手肘横纹尽处凹陷处，即曲池穴。

按摩方法：拇指弯曲，用指尖掐按曲池穴 1~3 分钟，以有酸痛感为度。

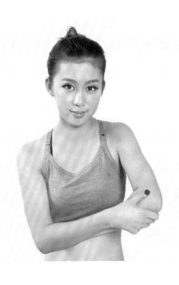

专题：肾脏疾病常用的检查

肾脏疾病常用的检查有哪些

肾脏疾病的常用检查有尿常规、尿培养、肾血流量测定、内生肌酐清除率、放射性核素肾图肾脏 B 超以及静脉及逆行肾盂造影等。

引起肾脏疾病的原因有哪些

1 变态反应疾病，也叫过敏反应疾病，如急、慢性肾小球肾炎。

2 肾血管病变，如高血压性肾病等。

3 各种原因引起的感染，如急、慢性肾盂肾炎。

4 药物、毒素引起的肾病，如服用大量止痛药所引起的肾病。

5 代谢异常及先天性疾病，如糖尿病肾病、肾结石等。

血液生化检查中反映肾功能的指标

1. 血尿素氮

尿素是人体蛋白质代谢的主要终末产物，血正常值为 3.2~6.0 毫摩尔 / 升（mmol/L）。

2. 血清肌酐

血清肌酐是肌肉组织中肌酸的终末代谢产物，血正常值男性为 70~106 微摩尔 / 升（μmol/L），女性为 53~88 微摩尔 / 升（μmol/L）。

3. 血清尿酸

血清尿酸为嘌呤类物质的终末代谢产物。正常值男性为 237.9~356.9 微摩尔 / 升（μmol/L），女性为 173.4~297.4 微摩尔 / 升（μmol/L）。

第 **2** 章

肾虚是怎么回事

哪些人容易肾虚

"我家宝宝天生就肾不好。"

——高龄妈妈袁女士

"我是一位高龄妈妈，今年54岁，宝宝3岁，孩子生下来体质就很弱，这段时间身上出现了不同程度的浮肿，再加上化验有大量蛋白尿、低蛋白血症、高胆固醇血症，我在想这么小怎么会有这些症状呢，大夫诊断是原发性肾病，说是和我生宝宝时年龄太大有关。"

先天不足的人容易肾虚，父母体弱多病时怀孕、酒后怀孕、年过半百时怀孕，或者年龄过小时怀孕等，都会造成婴儿先天不足，一生下来体质就不好。肾是先天之本，藏有先天之精，肾精的主要生理作用是促进机体的生长、发育和具备生殖能力。如果父母的精血不足，就很容易导致下一代肾虚。

"最近有点肾虚。"

——IT公司项目经理皮特

"最近公司有一个项目时间特别紧，每天都要熬夜加班到很晚才能回家，有时候甚至要熬通宵。老婆常埋怨我回家晚，都没有时间陪孩子。我也感觉浑身无力，而且还腰痛、失眠，甚至掉头发还很严重。我有个朋友是医院的大夫，我问了一下他，他说我这是肾虚的表现，不要再熬夜加班了，要多注意休息。"

当代人工作中经常熬夜加班成了通病。此外，还有避免不了的应酬、夜生活（如泡酒吧、唱卡拉OK等），这些都会耗损阴精。一旦阴精耗损过多，就会伤肾，尤其男人过了40岁后更容易出现肾虚的症状。女人熬夜伤害也很大，会出现黑眼圈、无精打采等症状，因为女性属阴，而夜晚也属阴，熬夜会导致女性肾阴不足，容易出现肾阴虚。

"新婚这段时间有点累。"

——刚结婚不久的小王

"我和老婆是经人介绍认识的，相处了一个月，彼此感觉特合得来，就领证、举办婚礼了，算是闪婚。新婚燕尔，我俩每天都很有"激情"，这几天感觉有点累，上班提不起精神，腰还特别酸，总容易忘事，看来我俩得控制一下了。"

性生活频繁的人容易肾虚，因为肾是生命之本，如果过度纵欲，就会伤了肾精。精伤则神伤，就会显得精疲力竭，还会出现腰酸、早衰、健忘等问题。一些年轻人自恃体力好，性生活过于猛烈，体力消耗很大，无疑也会增加肾的负担，时间长了就会导致肾虚。

"人老了，头发稀了，牙齿也松动了。"

——退休职工李大爷

"我今年78岁，退休有一段时间了。岁数大了，身体也不像以前那么硬朗了，头发越来越少，牙齿也掉了好几颗，书上说是和肾气有关，肾的功能真是不小啊。"

人的生长发育与肾气有很密切的关系，肾中精气决定着人的生、长、壮、老、死，男子40岁就会出现肾气衰退的生理现象，这时头发变得稀疏了，牙齿也开始松动；而到了64岁则肾气大衰，牙齿和头发都开始脱落了。

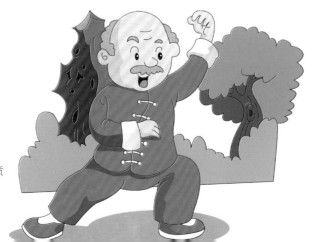

老年人易肾虚，
可适当锻炼，增强体质

"听说吸烟伤肺、喝酒伤肝，为什么我的肾也不好呢？"

——公司职员老孙

"我的工作经常避免不了要陪客户喝酒，有时甚至喝到醉倒，但这也算工作的一部分，不喝不行；而且我烟瘾还特别重，很难戒掉，所以我肝、肺一直不怎么好。可是最近去医院检查身体，大夫说我肾也不好，需要注意养护肾脏，最主要的是，为了我的身体，最好戒掉烟和酒，一定要戒掉。"

"吸烟伤肺"，很多人都知道，肺掌控吸气，肾掌控纳气，也就是肺和肾互相配合、互相影响。肺气一旦虚损就很容易导致肾气衰弱，肺阴虚可伤及肾阴，导致肾虚。所以，吸烟对肾的伤害是很大的。

肝肾同源，肝藏血，肾藏精，精血同源，相互滋生和转化。长期酗酒容易伤肝，一旦肝血受到伤害，自然会波及肾。随意、频繁饮酒也不利于养肾。

"工作了才知道压力是来自多方面的。"

——职场新人小高

"我毕业不久，初入职场，面临着很大的压力与挑战，不仅要努力提高自己的能力来完成工作任务，还要处理好和同事的关系，还要兼顾自己的感情生活，不能因为工作而使女朋友受了冷落。压力来自方方面面，有时感到很压抑甚至烦躁，朋友告诉我要调节好情绪，别伤了肾。"

当代人工作、生活压力大，精神长期紧张，很多年轻白领更是这样。有的人脾气越来越暴躁，有的人变得多愁善感。长期处在这种精神压力下，人体的抵抗能力、免疫力会显著下降，肾脏可能会因此逐步亏损。"劳则气耗"，劳累过度会使人精气消耗，对肾造成伤害，导致肾虚。

畏寒怕冷多是肾阳虚

肾阴、肾阳为五脏阴阳之本

《素问·阴阳应象大论》中说："阴阳者，天地之道也，万物之纲纪，变化之父母，生杀之本始，神明之府也。"同样，在人的身体中也蕴含着阴阳。中医讲的阴阳可以说是两种维持某种平衡的物质。"阴平阳秘，精神乃治。"

人体五脏皆有阴阳，而肾之阴阳是五脏阴阳之本。肾阴对各脏腑组织起到滋养、濡润的作用，并且可以促进血液和津液的生成。肾阳为人体活动提供了原动力。二者相互依存、相互制约，维持人体生理的动态平衡。

肾阳虚多是由于久病伤阳、年老体衰、房劳伤肾、命门火衰、肾阳虚损等原因导致的肾的生殖、气化等功能下降。阳气不足，身体最典型的表现就是畏寒怕冷。

肾阳虚症状

畏寒怕冷、面色黑黄或苍白、精神萎靡、头晕目眩、腰膝酸软、小便清长、夜尿增多、排尿无力、尿后余沥不尽、腹胀腹泻、性欲减退。男子阳痿、早泄、遗精、滑精；女子宫寒不孕，有带下清稀量多等症状。

补肾阳的食物

核桃、韭菜、板栗、狗肉能补肾阳。其中狗肉味甘、咸，性温，能滋补壮阳；韭菜可温补肝肾，能助阳固精。

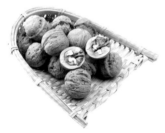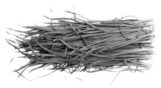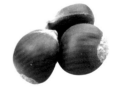

多吃核桃、韭菜、板栗可补肾阳

温补肾阳改善肾阳虚

用温补肾阳的方法可有效改变肾阳虚的体质。温补就是通过温热性质的药物补充人体的阳气。在中药里，最有名的温补肾阳的药物应该是附子、肉桂了，在六味地黄丸的基础上添加这两味药物，就是金匮肾气丸，有很好的温补肾阳效果，可助气化以利水。

有上火症状多是肾阴虚

阴阳相互制约

如果说阳是人体的火气，那么阴就是人体的水分。肾为"先天之本""水火之宅"。阴阳是相对平衡、相互制约的。阴虚就是体内的水少了，水少了就表现为相对的火旺，就容易出现上火等症状。

肾之阴阳平衡就好似天平的两端，肾阴亏虚，则肾阳就相对亢盛，就会出现热象，但这个热是阴虚的病理产物并不是疾病的病因，所以叫作"虚热"。

肾阴虚症状

口干舌燥、五心（两个手心、两个脚心、一个心口）烦热、两颧发红、口唇红赤、盗汗、大便干结、小便短赤等。男子阳强易举、遗精、早泄，女子经少、闭经等症状。

补肾阴的食物

灵芝、海参、雪耳、甲鱼、枸杞子等都是具有滋阴功效的食物。其中海参可补肾益精、滋阴；枸杞子性平味甘，除了补肾阴，还能养肝、明目，可久服。

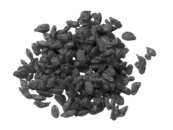

枸杞子可滋阴、养肝、明目

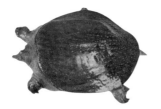

甲鱼有很好的滋阴效果

滋补肾阴改善肾阴虚

中医将补肾阴的方法称为滋补肾阴。滋补肾阴可改变肾阴虚的体质状态，滋补肾阴就要增加人体的水分，因为肾阴虚会出现热象，所以补肾阴的药物应是寒性的。在中药里，补肾阴的药物有很多，如生地黄、玄参、旱莲草等；补肾阴的中成药最好在医生的指导下正确服用。六位地黄丸被认为是滋阴之祖方，对于不太严重、比较单纯，也比较典型的肾阴虚症，可以服用六味地黄丸。

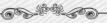

二便异常十有八九肾气不固

🌀 肾气不固导致二便异常

中医认为，肾藏精，肾具有储存封藏精气的作用；气有固摄作用，所以肾气宜固藏，不宜泄漏。如果劳倦、纵欲过度、久病失养耗伤精气，肾气的固摄作用就会出现问题，从而出现肾气不固的症状。

肾气不固一个很突出的特点就是固摄的能力减弱，体内的各种物质呈现流失状态。肾主藏，就是将体内的物质固摄住，不让其流失。若肾虚了，肾的藏的功能减弱，各种物质就容易流失。肾气不足往往会导致二便异常。

🌀 肾气是守护肾经的门卫

肾气好似守护肾经的门卫，若肾气不固，门卫没有力气关门，身体里的精液、月经、白带等就容易向外逃逸。所以，男人会出现精液自溢、滑精、早泄的问题；女子会出现白带清稀，量多不止，或者经期过长，量少而淋漓不止的问题。

🌀 肾气不固症状

二便（大便、小便）、精液、白带、孕胎异常，小儿出现遗尿现象，成人昼尿频多、尿后余沥不尽、夜尿清长、小便失禁、大便滑脱、久泻不止、大便失禁等症状。

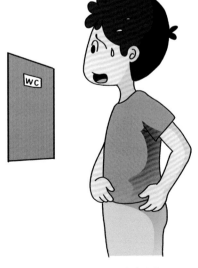

肾气不固会出现昼尿频多的症状

补肾固涩改善肾气不固

用补肾固涩的方法可改善肾气不固，一方面用补肾的药，一方面用具有固摄、收涩作用的药。若出现憋不住尿、尿裤子等状况，可以用五子衍宗丸；若是以精液不能固摄为主的，可用金锁固精丸；若是妇女白带清稀量多的，可用内补丸；若是孕妇表现为胎动不安，或滑胎的，可用寿胎丸，也可选用中成药保胎灵。

肾精不足会致生长发育不良

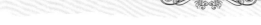

先天之精与后天之精

先天之精是与生俱来的，是从父母那里得来的，是产生新生命的物质基础；而后天之精来源于让你出生后摄入的营养物质，经过脾胃消化，被各脏腑利用、代谢，一部分转化为代谢物排出体外，一部分转化为精微物质（后天之精）藏于肾中，以维持肾中精气的充盛。

先天之精旺盛，摄取水谷精微的能力就强大，后天之精就能保证来源；后天之精来源充足，就可补充先天之精，使之更加充盛。所以，先天之精与后天之精是相互促进、相互滋生的。

肾主藏精

肾主藏精，主生长发育，肾中所藏的精为肾精，肾精是促进生长发育和维持生命过程的物质基础。肾精不足最突出的特征是生长发育的过程障碍。

肾精不足症状

小儿表现为发育迟缓、囟门迟闭、身材矮小、智力低下、动作迟缓、骨骼痿软、牙齿松动脱落等症状；成人表现为提前衰老。

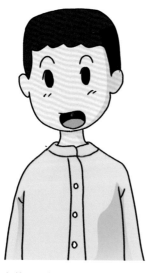

肾精不足会出现智力低下的症状

填补肾经改善肾精不足

用填补肾经的方法可改善肾精不足。填补肾精的药物以动物类药物为主，如龟板、冬虫夏草、鹿茸、鹿角胶等，中医将这类药物称为"血肉有情之品"。肾精不足需要长期服药，常用的中成药有参茸丸、河车补丸、草血补脑液、固本延龄丸等。

第 **3** 章

肾经及养肾大穴
是人体健康大药

十二经脉顺时养，酉时最养肾

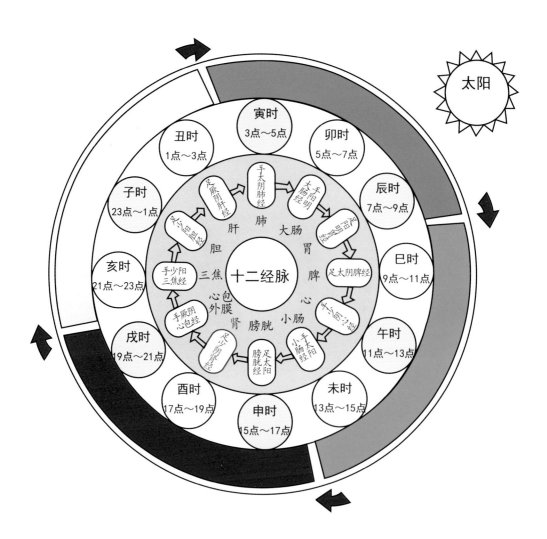

🟣 酉时养肾

酉时相当于现在 24 小时制的 17:00—19:00，也就是下午的 5:00—7:00，这个时间段是肾经当令的时间，肾经气血最旺，此时可在工作之后稍事休息，不宜过分疲劳。此外，服补肾药物，或者针灸按摩补肾穴位等，都以酉时效果最佳。

足少阴肾经主治肾脏疾病

❍ 肾经与人体多个脏腑器官密切相关

肾经穴位共 27 个，但与肾、膀胱、肝、肺、心等都有联系，是与人体的脏腑器官联系最多的一条经脉。因此平时多疏通肾经，可调节相连的很多器官，还可以通过刺激肾经上的重点穴位来达到养生的目的。

❍ 肾经的循行路线

足少阴肾经起于足小趾下，斜走足心（涌泉穴），出于舟骨粗隆下，沿内踝后，进入足跟，再向上行于腿肚内侧，出于腘肢窝内侧半腱肌腱与半膜肌之间，上经大腿内侧后缘，通向脊柱，属于肾脏，联络膀胱，沿腹中线旁开 0.5 寸、胸中线旁开 2 寸，到达锁骨下缘。

肾脏直行的经脉向上通过肝和横膈，进入肺中，沿着喉咙，挟于舌根两侧，它的支脉从肺出来，联络心脏，流注胸中，与手厥阴心包经相接。

❍ 主治病症

本经腧穴主治肾、肺、咽喉、妇科、前阴病症以及经脉循行部位的病变，如遗精、小便不利、水肿、便秘、泄泻、月经不调等。

按摩选时

最佳时间：下午 5:00—7:00

次选时间：上午 11:00—下午 1:00

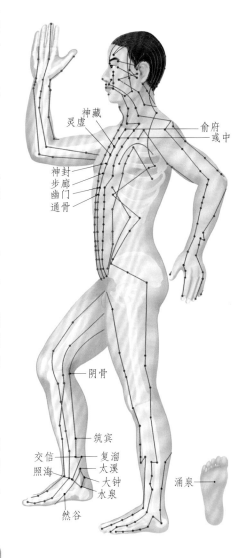

灵虚 神藏
神封
步廊
幽门
通骨
俞府
或中
阴骨
筑宾
交信 复溜
照海 太溪
大钟
水泉
涌泉
然谷

涌泉穴——肾经的首穴

涌，外涌而出也；泉，泉水也。穴居足心陷中，经期自下而上，如涌出之泉水。

涌泉穴是肾经的首穴，也被誉为人体的"长寿穴"。《黄帝内经》中描述道："肾出于涌泉，涌泉者足心也。"意思是肾经之气源自足下，像泉水一样涌出，灌溉全身各处。可见涌泉穴的重要性。

☙ 精准定位

涌泉穴是人体足底的穴位，位于足前部凹陷处第2、第3趾趾缝纹头端与足跟连线的前三分之一处，为全身俞穴的最下部。

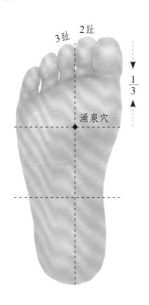

3趾 2趾

$\frac{1}{3}$

涌泉穴

小窍门找准穴

在脚底处，屈脚卷趾时，脚心的最凹陷处即是此穴。

☙ 主治病症

经常刺激此穴，可活跃肾气，疏肝、明目，还可以改善疲乏无力、神经衰弱、头痛、头晕、高血压等症。

☙ 涌泉穴保健法

拔罐涌泉穴：将涌泉穴进行常规消毒，然后用三棱针点刺此穴；选择最小号的负压罐吸拔于涌泉穴上，留罐10～20分钟；拔出少量血液，起罐后清洁皮肤上的血迹。每月拔罐一次。

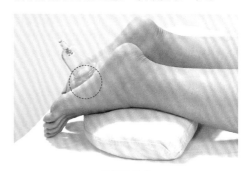

拔罐涌泉穴

☙ 同穴不同效

降血压：持久按压涌泉穴会有显著效果，可将纽扣或硬币用医用胶带贴在涌泉穴上，这样行走时，涌泉穴不断受到刺激，能获得持续的按摩作用。

太溪穴——肾经的原动力

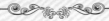

太，大也；溪，溪流也。太溪指肾经水液在此形成较大的溪水。

太溪，是足少阴肾经的输穴和原穴。输穴是本经经气汇聚之地；原穴是肾脏原气居住的地方，肾经的原动力都在这里。太溪穴合二为一，所以太溪穴处肾经的经气最旺之处。

◉ 精准定位

内踝尖和跟腱（脚后跟往上，足踝后部粗大的肌腱）之间的凹陷处即是太溪穴。

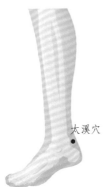

太溪穴

◉ 太溪穴保健法

按揉太溪穴：用对侧手的拇指指腹按揉太溪穴三分钟，力量柔和，以有酸胀感为度。

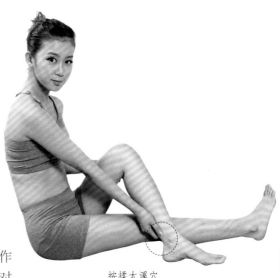

按揉太溪穴

◉ 主治病症

此穴有滋阴益肾，壮阳强腰的作用。常用来治疗泌尿生殖系统疾病，对前列腺增生有好的作用。还可改善头痛目眩、咽喉肿痛、齿痛、耳聋、耳鸣、痛风等症。

◉ 同穴不同效

治疗痛风：经常用对侧手指按揉太溪穴可治疗痛风，有清除尿中毒素、降低血尿酸浓度的作用。也可用按摩棒或光滑的木棒按揉，按揉的力度除了要有酸胀感之外，最好有麻麻的感觉。

小窍门找准穴

坐位或仰卧位，由足内踝尖向后推至与跟腱之间的凹陷处，大约相当于内踝尖与跟腱之间的中点。

第3章 肾经及养肾大穴是人体健康大药

照海穴——滋肾清热、通调三焦

照，光照；海，大海。此穴脉气明显，阔如大海，故名。

照海穴是足少阴肾经上的重要穴位，在奇经八脉中属阴跷，既能补益又能清热。照海就是指肾经经水在此大量蒸发。此穴具有滋肾清热、通调三焦的功能。

精准定位

足内侧，内踝尖下方凹陷处即是照海穴。

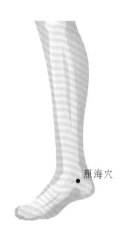

照海穴

主治病症

有调理肾经、滋肾阴降虚火的作用，适用于月经不调、痛经、咽喉干燥、失眠、惊恐不宁、目赤肿痛、不寐、脚气等症。

照海穴保健法

艾灸方法：悬灸，每次 10 ～ 20 分钟。每日一次，5 ～ 7 天为一个疗程，间隔两日可行下一个疗程。

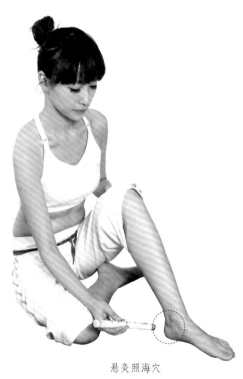

悬灸照海穴

小窍门找准穴

坐位或仰卧位，在足内侧由内踝尖垂直向下量一横指处的凹陷处，按压有酸胀感。

同穴不同效

治疗慢性咽炎：咽炎多由肾阴虚引起，所以按揉照海穴有治疗慢性咽炎的作用，还可缓解上火症状。

然谷穴——专治阴虚火旺

　　然，燃也；谷，两山所夹空隙也。然谷指肾经外涌的地部经水在此大量气化。

　　然谷穴是肾经的荥穴，此穴意指有火在人体深深的溪谷中燃烧的意思。荥穴属火，肾经属水，然谷穴的作用就是升清降浊、平衡水火，专治阴虚火旺。

●精准定位

　　在脚的内侧缘，足舟骨隆起下方，皮肤颜色深浅交界处即是然谷穴。

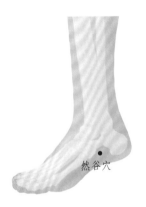

然谷穴

●主治病症

　　然谷穴最常用的保健作用就是治疗烦躁口干、咽喉肿痛、糖尿病、遗尿、遗精等病症，还可以改善月经不调、阴痒、泄泻、小儿脐风、下肢痿痹等症状。

小窍门找准穴

　　坐位或仰卧位，先找到内踝前下方较明显的骨性标志（舟骨），舟骨粗隆前下方触及一凹陷处，按压有酸胀感。

●然谷穴保健法

　　按揉然谷穴：用拇指或食指用力按揉然谷穴，当感觉有酸胀感时再松开，再按下去，再松开，如此反复10～20次。

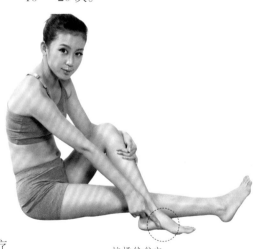

按揉然谷穴

●同穴不同效

　　治疗糖尿病：按揉然谷穴可促进分泌大量唾液，改善口干舌燥、心烦等症状。每天坚持按揉此穴10分钟，对糖尿病的康复有很好的疗效。

第3章　肾经及养肾大穴是人体健康大药

复溜穴——调节人体水液代谢

复，再也；溜，悄悄地散失也。复溜指肾经的水湿之气在此再次吸热蒸发上行。

复溜穴出自《灵枢·本输》，是足少阴肾经上的经穴，位于太溪穴上两寸处。复溜穴是调节肾经的一个枢纽，专治水液代谢失常。具有补肾滋阴、利水消肿的功效。

❧ 精准定位

内踝尖和脚跟后部粗大的肌腱之间的凹陷处向上量两寸即是复溜穴。

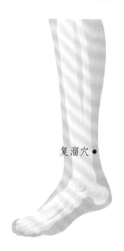

复溜穴●

❧ 主治病症

主治泄泻、肠鸣、水肿、腹胀、肾炎、膀胱炎、尿路感染、子宫出血、腿肿、盗汗、身热无汗、腰背痛等。

小窍门找准穴

在小腿内侧，太溪直上两寸，跟腱的前方处。

❧ 复溜穴保健法

推按复溜穴：用大拇指指腹由上向下推按两侧复溜穴各 1~3 分钟。

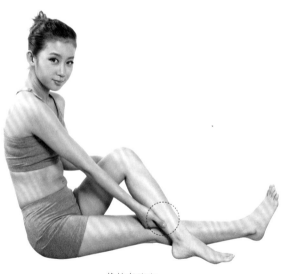

推按复溜穴

❧ 同穴不同效

治疗水肿腹胀：凡是身上有肿的地方都跟复溜穴有关，因为肿的意思就是有水液在那里停滞不流，刺激该穴能让它重新循环起来。

养肾就是养命2

42

筑宾穴——加强肾脏排除毒素

筑，通祝，为庆祝之意；宾，宾客也。该穴指足三阴经气血混和重组后的凉湿水气由此交于肾经。

筑宾穴是肾经上的解毒要穴，能排除像烟毒及油漆味等污染空气的气毒，还可解吃药后淤积在身体内的毒素。

精准定位

内踝尖和脚跟后部粗大的肌腱之间的凹陷处向上量五寸即是筑宾穴。

筑宾穴保健法

推按筑宾穴：用大拇指指腹由下向上推按两侧筑宾穴各 1~3 分钟。

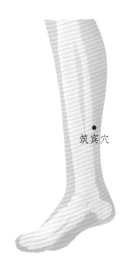

筑宾穴

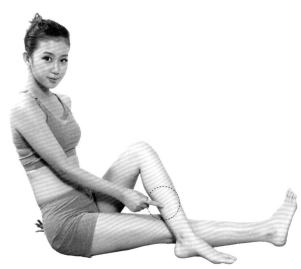

推按筑宾穴

主治病症

筑宾穴具有清热利湿、理气止痛、化痰活血的功效，是补肾排毒不可或缺的穴位，还可促进尿酸的排泄、治疗化脓性扁桃体炎。

同穴不同效

缓解尿酸过高：尿酸过高容易患痛风、结石症，按揉筑宾穴可治疗这些病症。

小窍门找准穴

在小腿内侧，太溪直上五寸，比目鱼肌与跟腱之间。

其他养肾大穴助肾一臂之力

不只肾经可以养肾

适当刺激肾经，可防治泌尿生殖系统、神经精神方面的病症，呼吸系统、消化系统和循环系统的某些病症，以及本经脉所经过部位的病症。肾经对应的脏腑器官为肾，故中医认为肾经属肾；肾经分支与膀胱相连，故中医认为肾经络于膀胱。不仅肾经可以养肾，其他经络也有很多穴位具有养肾的功效，如足太阳膀胱经上的肾俞穴，任脉上的关元穴、气海穴、中极穴和会阴穴，督脉上的命门穴，脾经上的三阴交穴等。

经常按摩养肾大穴有助肾健康

身体需要运动，经络更需要锻炼，经络是修复身体器官损伤的无形触手和忠实保镖，经常按摩养肾大穴不仅可以疏通经络、活动关节、调整脏腑气血功能、增强人体抗病能力，更重要的是，可以有效改善肾功能，有助于肾健康。

人体的器官就像天天运转的机器，是很容易磨损的；但是只要我们经常按摩或拍打它，时时除垢润滑，那么我们仍然能够日久弥新，甚至脱胎换骨。

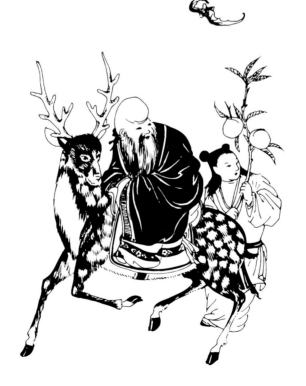

关元穴——封藏真元之气

关，关卡也；元，元首也。关元指任脉气血中的滞重水湿在此关卡不得上行。

关元穴是任脉上的重要穴位，它像身体的一个阀门，是男子藏精、女子蓄血之处，能将人体的元气关在体内不泄漏，是人体上元阴、元阳的交会处，封藏一身之真元，是元气的关隘。

精准定位

从肚脐正中央向下量三寸（四横指）的位置即是关元穴。

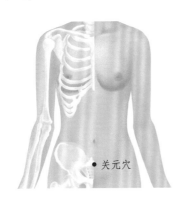

● 关元穴

关元穴保健法

悬灸关元穴：悬灸，每日一次，每次 10 ～ 15 分钟。5 ～ 7 天为一个疗程，间隔两日可行下一个疗程。

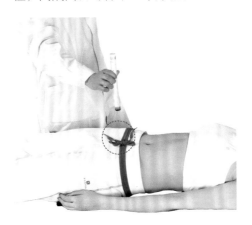

悬灸关元穴

主治病症

刺激关元穴，可使肾气活跃，补充肾气。关元穴可治疗很多常见疾病，如阳痿、遗精、遗溺、小便频数、小便不通、月经不调、崩漏、带下等。治疗与肾虚有关的疾病，都应重视对关元穴的利用。

同穴不同效

改善手脚冰凉：关元穴是阳气的发源地，能温阳祛寒，对其进行按摩可改善手脚冰凉等症状。

小窍门找准穴

在下腹部，身体前正中线上，脐下三寸处。

气海穴——"气海一穴暖全身"

气，气态物也；海，大也。气海指任脉水气在此吸热后气化胀散。

气海穴位于任脉上，在两肾之间，本穴如同气之海洋，故名气海，与人的元气相通，是人体先天元气的汇集之处，是人体生命动力之源泉。

精准定位

从肚脐中央向下量 1.5 寸处即是气海穴。

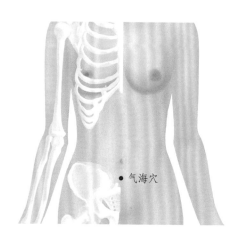

● 气海穴

气海穴保健法

拔罐气海穴：选择大号拔火罐一个，吸拔气海穴；因为我们下腹部的皮肤比较细嫩且敏感，负压不易过大，留罐 10 ～ 20 分钟，至皮肤出现红色瘀血为止。每周拔罐一次。

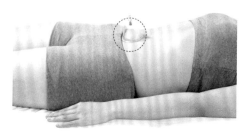

拔罐气海穴

主治病症

此穴具有培补元气、回阳固脱的作用，通过刺激它可改善元气不足、元气虚弱，可防治女性月经不调、痛经、崩漏、带下，男性阳痿、遗精，以及中风、脱肛等，还可缓解全身疲劳。

同穴不同效

缓解全身疲劳：刺激此穴能够鼓舞脏腑经络气血的新陈代谢，使之流转循环自动不息，有增强体质的作用，可改善全身疲劳的状况。

小窍门找准穴

在下腹部，身体前正中线上，脐下 1.5 寸处。

肾俞穴——人体肾气的输注之处

肾，肾脏也；俞，输也。肾俞指肾脏的寒湿水气由此外输膀胱经。

肾俞穴位于足太阳膀胱经上，所处位置与肾脏所在部位是对应的，为肾脏之气疏通出入之处。因此，肾俞穴对保护肾脏有非常重要的作用。

精准定位

两侧肩胛骨下缘的连线与脊柱相交处为第7胸椎，往下数七个突起的骨性标志，在其棘突之下旁开1.5寸处即是肾俞穴。

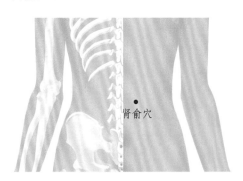

肾俞穴

主治病症

肾俞穴有调节肾脏的作用，经常刺激此穴，可治疗肾虚，还可以改善耳聋、耳鸣、哮喘，女性月经病、子宫脱垂、不孕，男性遗精、阳痿、早泄、不育等症。另外，肾俞穴对治疗腰痛有很好的效果。

小窍门找准穴

在背部，第二腰椎棘突下，旁开1.5寸处。

肾俞穴保健法

悬灸肾俞穴：悬灸，每次10～20分钟。每日一次或隔日一次，10次为一个疗程，或每月一个疗程。

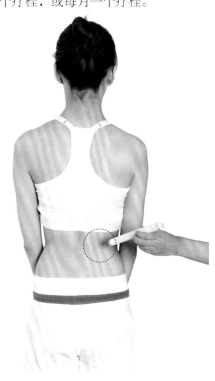

悬灸肾俞穴

同穴不同效

治疗腰痛：肾俞穴可强腰利水，益肾助阳，用双手手指的指端向下按摩此穴位可有效缓解腰痛。

命门穴——强腰补肾、缓解手脚冰凉

命，人之根本也，以便也；门，出入的门户也。命门指脊骨中的高温高压阴性水液由此外输督脉。

命门穴是人体督脉上的要穴，其养肾功能包括养肾阴和肾阳两个方面。中医认为命门内藏真火，称之为"命门火"，命门火衰的人就会出现四肢冰冷、睡觉不暖和的问题，命门之火就是人体的阳气，命门火衰的病症与肾阳不足大多一致。

精准定位

两边侧腹部明显突起的骨性标志与腰椎的相交处向上数两个椎体，其棘突下的凹陷处即是命门穴。

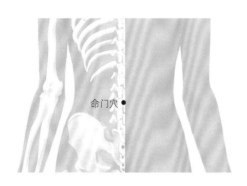

命门穴●

主治病症

命门穴有壮阳益肾，强壮腰膝，固精止带，疏经调气的功效。主治手脚冰凉、遗精、阳痿、月经不调、带下、泄泻、腰脊强痛等。

命门穴保健法

拔罐命门穴：取命门穴，用闪火法留罐10～15分钟，隔2～3天一次，每个月为一个疗程。

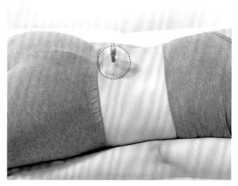

拔罐命门穴

同穴不同效

治疗突发腰部扭伤：经常按摩命门穴可强腰膝、固肾气，能促进腰部血液循环，缓解腰部疼痛，对治疗突发腰部扭伤有很好的效果。

小窍门找准穴

命门穴与肚脐眼前后相对，以肚脐为中心围绕腰部做一个圆圈，圆圈与背后正中点的交点处即是。

专题：手足头耳反射区强肾按摩法

通过对手足头耳反射区相关部位的按摩，可以起到养肾强身的作用。下面为大家简单介绍一下相关的按摩方法。

1. 手部按摩

按压肾点

按摩原理：对遗尿、尿频及肾病有很好的治疗效果。

精准取穴：手掌面小指第 2 关节横纹中央。

按摩方法：找准肾点，用拇指指腹按压两分钟，力度略大，直至感觉酸胀。每日 10~20 次。

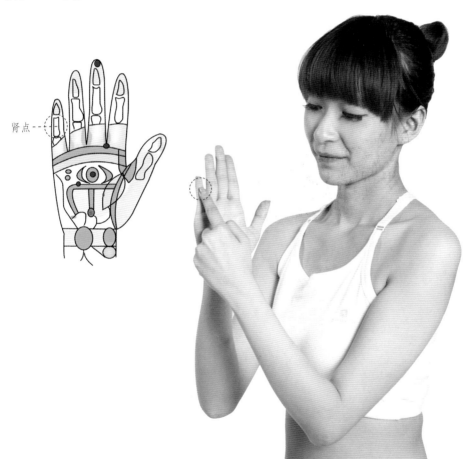

肾点

2. 足部按摩

揉按肾脏反射区

按摩原理： 增强泌尿系统的排泄功能，有助于排出体内废物。

精准取穴： 双脚脚掌第 1 跖骨与跖趾关节所构成的"人"字形交叉后方中央凹陷处。

按摩方法： 找准肾脏反射区，揉按两分钟，用力适中，手法轻柔缓慢。

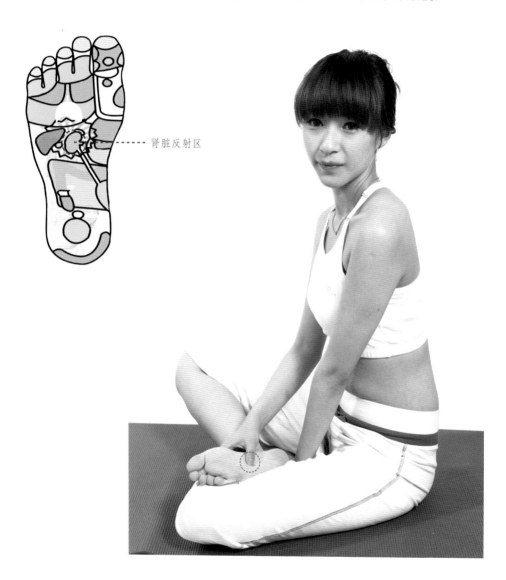

肾脏反射区

点按生殖腺反射区

按摩原理： 增补精髓、补肾壮阳。

精准取穴： 双脚脚掌足跟中央。

按摩方法： 用食指第一关节点按生殖腺反射区，每次连续五次，保持两分钟。

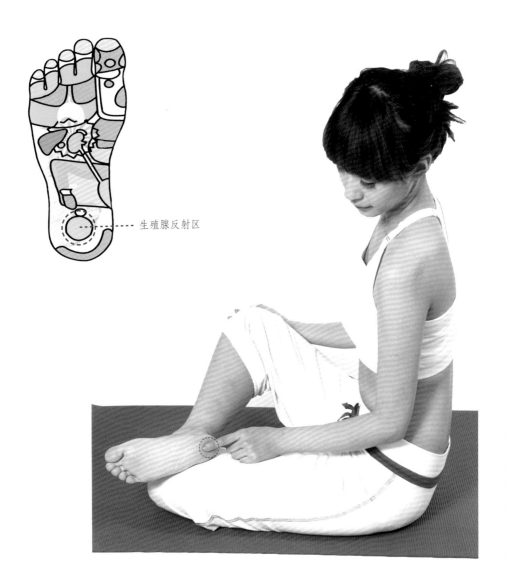

------- 生殖腺反射区

第3章 肾经及养肾大穴是人体健康大药

3. 头部按摩

按压百会穴、风池穴、风府穴、上星穴、印堂穴、四神聪穴、太阳穴

按摩原理：补肾壮阳，强肾气。

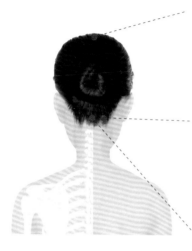

百会穴 头顶正中线与两耳尖联线的交点处，头顶正中心。

风池穴 后颈部，后头骨下，两条大筋外缘陷窝中，与耳垂齐平。

风府穴 后发际正中直上一寸处。

上星穴 头部，前发际正中直上一寸处。

太阳穴 耳郭前面，前额两侧，外眼角延长线的上方。

印堂穴 人体的面部，两眉头连线中点。

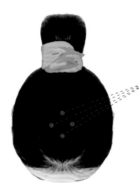

四神聪穴 头顶部，距百会穴前后左右各一寸，共四穴。

按摩方法：双手拇指或食指指腹分别按压百会、风池、风府、上星、印堂、四神聪、太阳穴各 5 分钟，直至有酸胀感。休息 1~3 分钟后，可再按压 5 分钟。

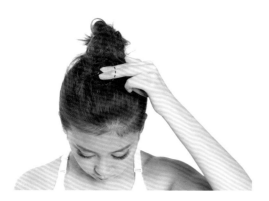

按压百会穴

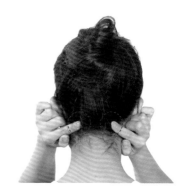

按压风池穴

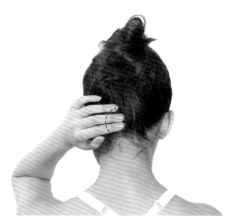

按压风府穴

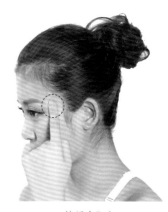

按压太阳穴

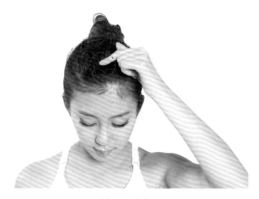

按压上星穴

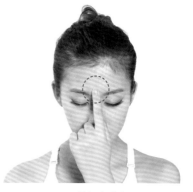

按压印堂穴

第3章 肾经及养肾大穴是人体健康大药

4. 耳部按摩

按摩耳轮

按摩原理： 强肾增精。

按摩方法： 双手握空拳，拇指、食指沿耳轮由上至下来回进行按摩，直至耳轮充血发热。

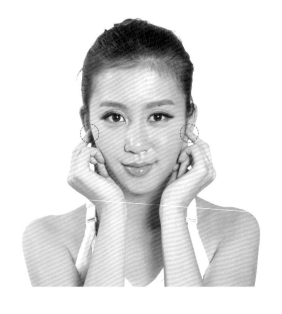

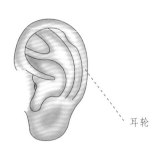

耳轮

按摩耳垂

按摩原理： 壮耳护腰。

按摩方法： 两手捏住耳垂，搓摩至发热发红，然后再揪住耳垂下拉，放手让耳垂弹回，每天数次。

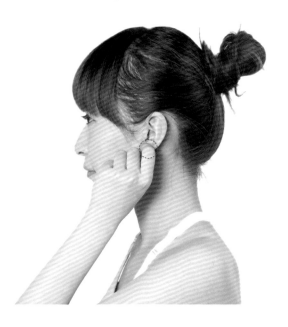

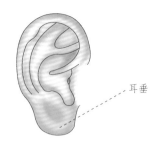

耳垂

第**4**章

养肾，吃对吃好很有效

不能错过的黑色食物

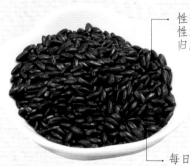

性味归经：
性温，味甘，
归脾、胃经。

黑米

滋补佳品

每日建议食用量：50克。

为什么最补肾

黑米是难得的滋补佳品，且有药用价值，有医书记载黑米可"滋阴补肾，滑湿益精，补肺缓筋"。

适用哪些症状

对头晕目眩、贫血、白发、眼疾、腰腿酸软等症有较好的食疗功效。

禁忌人群要注意

消化不良者不要吃未煮熟的黑米，易造成消化不良。

黑米不易消化，脾胃虚弱的儿童及老人不宜多食。

营养小课堂

1. 黑米能补充人体需要的蛋白质，以及钙、锰、锌等多种矿物质，常吃可促进睡眠，并有抗衰老的功效。

2. 黑米的膳食纤维含量丰富，能降低血液中的胆固醇含量，可有效预防冠状动脉硬化引起的心脏病。

3. 蛋白质和氨基酸含量较高，还含有多种维生素及铁、硒等多种微量元素，具有防癌、抗癌的功效。

食法宜忌大公开

- 黑米不易煮烂，用黑米煮粥一定要煮至软烂再食用，这样大多数的招牌营养素才能溶出。黑米烹调前用水浸泡6 ~ 8小时后会很容易煮烂。

- 黑米可以做粥食用，也可以做各种风味小吃或酿酒。

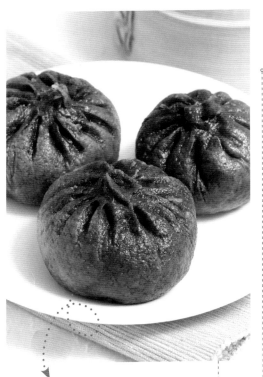

黑米面馒头

功效：养精固涩。

材料：面粉 200 克，黑米粉 60 克。

调料：酵母粉 5 克，水 150 克。

做法：

1 面粉和黑米粉拌匀；将酵母溶解在水中，然后慢慢倒入面粉中，直至揉成面团，发酵至原体积的两倍。

2 面团放至案板上揉匀，待内部无明显气孔后，搓成长条，切成数份，每份分别搓圆，制成馒头生坯。

3 将馒头生坯放在打湿后拧干的屉布上，入蒸锅中，盖盖发酵约 20 分钟，开大火，上气后，转中小火蒸15 分钟关火，3 分钟后取出即可。

黑米面包子

功效：滋阴、补肾。

材料：面粉 500 克，黑米面 200 克，鸭肉 400 克，芽菜 200 克。

调料：泡打粉 7 克，酵母粉 5 克，盐4 克，鸡精、胡椒粉、香油、水淀粉、姜末、葱末各少许。

做法：

1 鸭肉洗净，切粒；芽菜洗净，压干水分；酵母粉用 25 克水搅匀。

2 油锅烧热，炒香姜末、葱末，下鸭肉粒、芽菜粒翻炒，放盐、鸡精、胡椒粉、水淀粉、香油，盛出待冷。

3 面粉、黑米面、泡打粉、酵母水放入盆中和匀，加水揉匀成面团，醒发至面团两倍大，搓条，下剂子，擀皮，包入鸭肉馅，上笼蒸约十分钟即可。

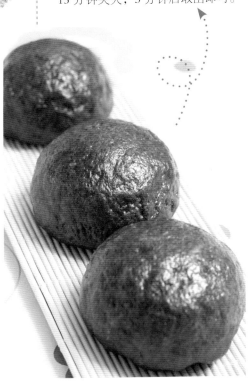

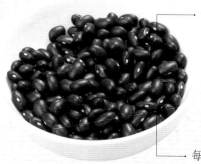

性味归经：
味甘，性平，
归脾、肾经。

黑豆

肾之谷

每日建议食用量：60克。

为什么最补肾

中医认为，黑色属水，水走肾，所以肾虚的人食用黑豆可以祛风除热、调中下气、解毒利尿，可以有效地缓解尿频、腰酸、女性白带异常及下腹部阴冷等症状。《本草纲目》中说："黑豆入肾功多，故能治水、消胀、下气、制风热而活血解毒。"

适用哪些症状

适合脾虚水肿、脚水肿、体虚多汗、肾虚耳聋、夜尿频多、白发早生、腰膝酸软、四肢麻痹、白带频多、产后中风等症。

禁忌人群要注意

黑豆炒食燥热，会损伤脾脏，虚弱之人不宜食用。

黑豆不易消化，消化功能不佳、食积腹胀者要少食或不食。

黑豆嘌呤含量较高，有肝、肾等疾病的患者要少食或不食。

营养小课堂

1. 黑豆中含有多种人体所需的营养成分，其蛋白质含量高达49.8%，居豆类之首。

2. 黑豆中所含的黄酮类物质，具有雌激素样作用，经常食用有乌发美容、延缓衰老的功效。

3. 黑豆本身含有较丰富的纤维素，可促进胃肠蠕动，防治便秘。

食法宜忌大公开

✅ 黑豆不易消化，食用的时候一定要细细咀嚼。

✅ 黑豆最好煮粥、煲汤、磨成豆浆等食用。

❌ 黑豆虽好，但炒熟后食用会引起便秘，因此不宜吃炒黑豆。

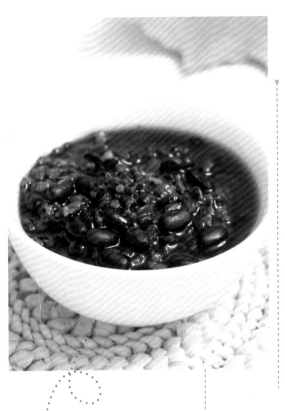

黑豆猪肚汤

功效：补虚损、健脾胃。

材料：黑豆、益智仁、桑螵蛸、金樱子各 20 克，猪肚 1 个。

调料：盐适量。

做法：

1 将黑豆、益智仁、桑螵蛸和金樱子用干净纱布包裹好；猪肚清洗干净，去除异味。

2 将纱布包和猪肚一起放入锅中，加适量水炖熟，加盐调味即可。

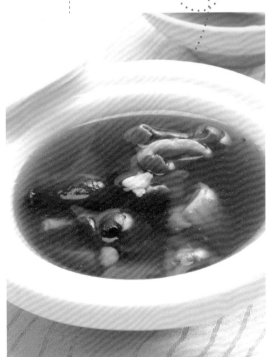

黑豆紫米粥

功效：健肾、益气、补虚。

材料：紫米 75 克，黑豆 50 克。

调料：白糖 5 克。

做法：

1 黑豆、紫米洗净，浸泡四小时。

2 锅置火上，加适量清水，用大火烧开，加紫米、黑豆煮沸，转小火煮一小时至熟，撒上白糖拌匀。

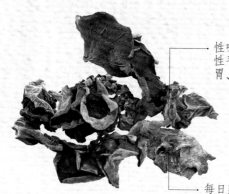

性味归经：
性平、味甘，归
胃、大肠经。

黑木耳

化解结石

每日建议食用量：50克（水发）。

为什么最补肾

黑木耳中含有的生物碱和植物素能化解结石，患有肾结石的患者经常吃些黑木耳可使结石逐渐缩小或消失。

适用哪些症状

可治血痢、小便淋血、崩漏、痔疮等。

禁忌人群要注意

黑木耳有活血抗凝的作用，有出血性疾病的人不宜食用。

黑木耳易滑肠，患有慢性腹泻的人应慎食，以避免加重病情。

黑木耳有活血作用，孕妇不宜多吃，以免引起流产。

营养小课堂

1. 黑木耳中含丰富的铁，可养颜美容、预防贫血；其中所含的丰富胶质能滋阴润肤，帮助人体排出废物。

2. 黑木耳中含有维生素K，可抑制血液凝结，预防血栓等的发生；黑木耳中所含的磷脂成分能分解胆固醇和三酰甘油，使血液循环更顺畅。

3. 黑木耳中含有的膳食纤维和植物胶质，可以促进肠胃蠕动，从而起到清理肠胃的作用。

食法宜忌大公开

✓ 新鲜黑木耳中含有光敏物质，食用后经阳光照射，暴晒的肌肤易出现瘙痒、疼痛或水肿等症状；而经暴晒再用水泡发后的干木耳，可去除大部分光敏物质。

✗ 干黑木耳烹调前宜用温水泡发，泡发后仍然紧缩在一起的部分不宜食用，否则会影响健康。

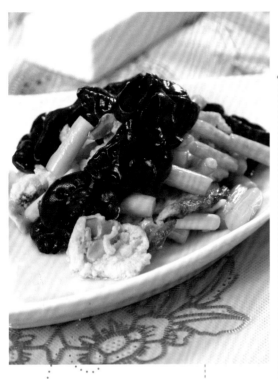

黑木耳炖猪肚

功效：强肾、缓解尿频。

材料：水发黑木耳50克，净猪肚1个。

调料：葱段、姜片、盐、味精、植物油各适量。

做法：

1 水发黑木耳择洗干净，撕成小朵；猪肚洗净，切成小块。

2 锅置火上，倒入适量植物油烧热，炒香葱段和姜片，放入猪肚翻炒均匀，淋入适量清水大火烧开，转小火煮至猪肚九成熟，下入黑木耳煮至猪肚熟透，加少许盐和味精调味即可。

蒜薹木耳炒蛋

功效：补肾、预防肾结石。

材料：蒜薹200克，水发木耳50克，鸡蛋两个。

调料：酱油10克，盐4克。

做法：

1 蒜薹择洗干净，切段；木耳洗净，撕成小朵；鸡蛋打散。

2 锅置火上，倒油烧热，放入鸡蛋炒熟炒散，盛出。

3 锅留底油烧热，放入蒜薹翻炒至九成熟，加入木耳、酱油、盐翻炒，最后放入鸡蛋炒匀即可。

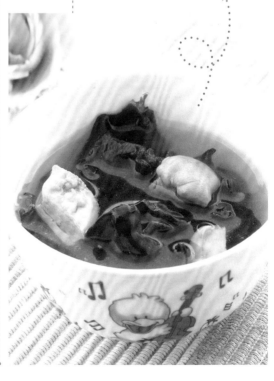

第4章 养肾，吃对吃好很有效

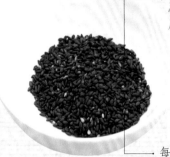

性味归经：
性平、味甘，归
肝、肾、大肠经。

黑芝麻

补肝肾

每日建议食用量：5 克（生重）。

为什么最补肾

中医认为，黑芝麻有滋补肾肝、养血明目等功效。明代缪希雍在《本草经疏》中记载："芝麻，气味和平，不寒不热，补肝肾之佳谷也。"

适用哪些症状

适用于肾虚导致的腰酸腿软、头昏耳鸣、头发枯黄、脱发、头发早白、便秘等症。

禁忌人群要注意

黑芝麻有滑肠作用，患有慢性肠炎、便溏腹泻者忌食。

体虚怕冷者不宜大量进补黑芝麻，否则可能会引起腹泻、厌食等不适。

营养小课堂

1. 黑芝麻中维生素 E 的含量很高，能促进细胞分裂、延缓细胞衰老。

2. 黑芝麻铁含量较高，可以促进血红蛋白的再生，还可以令皮肤细腻光滑、红润、有光泽。

3. 黑芝麻中的亚油酸能降低血液中胆固醇的含量，起到预防动脉粥样硬化的作用。

食法宜忌大公开

✅ 黑芝麻最好碾碎吃，因为芝麻仁外面有一层稍硬的膜，只有把它碾碎，其中的营养素才能更好地被吸收。

❌ 黑芝麻如果保存不当，外表容易油腻潮湿，变质的黑芝麻最好不要食用，以免对人体造成伤害。

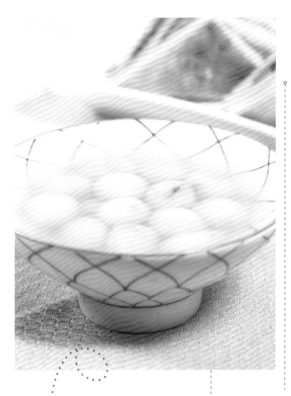

黑芝麻黑米豆浆

功效： 养肾、乌发、防治须发早白。

材料： 黑豆60克，黑米20克，花生仁、黑芝麻碎各10克。

调料： 白糖15克。

做法：

1 黑豆泡十小时，洗净；黑米洗净，泡两小时；花生仁洗净。

2 将全部食材一同倒入全自动豆浆机中，加水至上、下水位线之间，煮至豆浆机提示豆浆做好，加白糖调味即可。

黑芝麻汤圆

功效： 补肾益精、润脏腑。

材料： 黑芝麻50克，糯米粉250克。

调料： 熟猪油、白糖各25克。

做法：

1 黑芝麻洗净，沥干水分。

2 将黑芝麻放入无油的锅中炒香，晾凉。

3 将熟黑芝麻放案板上，碾碎成末。

4 将黑芝麻末、白糖、熟猪油一起拌匀成馅。

5 糯米粉加水和成面团，下剂子。

6 将剂子按扁，包入黑芝麻馅，制成球状。

7 锅中加适量清水烧开，下入黑芝麻汤圆，煮熟，盛入碗中即可。

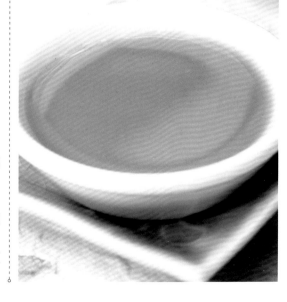

第4章 养肾，吃对吃好很有效

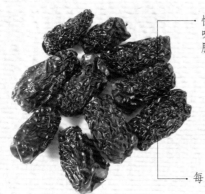

性味归经：味甘、性平，归脾、胃经。

黑枣

补中益气

每日建议食用量：6颗。

为什么最补肾

黑枣是传统补肾食物"黑五类"之一，又叫"软枣"或"牛奶枣"，能补肾养胃、补中益气、补血，有"营养仓库"的称号。

适用哪些症状

适用于肾气不足、肾精亏虚，及肾虚引起的全身疲乏、腰膝酸软等症状。

禁忌人群要注意

黑枣不易消化，脾胃虚弱者不宜多吃。

黑枣中糖分较高，牙病患者不宜食用黑枣。

黑枣有收敛作用，便秘患者应慎食。

营养小课堂

1. 黑枣中维生素 C 的含量很高，可以提高人体免疫力、预防感冒。

2. 黑枣中富含矿物质，钾含量尤为丰富，而钠的含量则要低一些，所以适合高血压患者食用，可以排出体内多余的钠。

3. 黑枣中含有丰富的果胶，可以抑制人体对胆固醇的吸收，从而降低人体胆固醇含量，预防高血脂、肥胖等症。

食法宜忌大公开

✓ 黑枣皮不容易脱落，可以在煮的时候，加入少量灯芯草，这样可促使黑枣皮自动脱落。

✗ 大量食用黑枣容易引起胃酸过多或腹胀，所以不应过量食用。

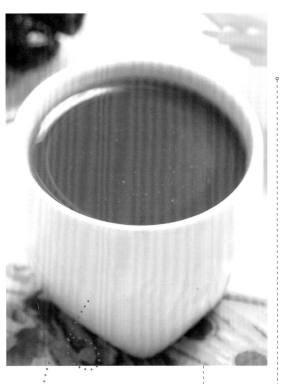

黑枣糯米糊

功效：益气、补肾、暖身。

材料：黑枣 8 颗，糯米 60 克。

做法：

1 糯米淘洗干净，用清水浸泡五小时左右；黑枣去核洗净。

2 将全部食材倒入全自动豆浆机中，加水至上、下水位线之间，按下"米糊"键，煮至豆浆机提示米糊做好即可。

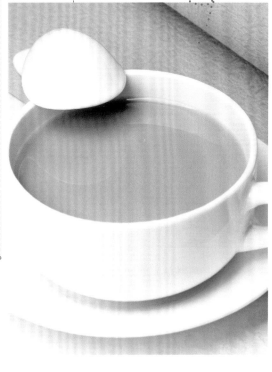

黑芝麻黑枣豆浆

功效：补益肝肾、增强免疫力。

材料：黑豆 50 克，熟黑芝麻、黑枣各 15 克。

调料：冰糖 10 克。

做法：

1 黑豆用清水浸泡 10~12 小时，洗净；黑枣洗净，去核，切碎；黑芝麻碾碎。

2 将黑豆、黑芝麻碎和黑枣碎倒入全自动豆浆机中，加水至上、下水位线之间，煮至豆浆机提示豆浆做好，过滤后加冰糖搅拌至化开即可。

第4章 养肾，吃对吃好很有效

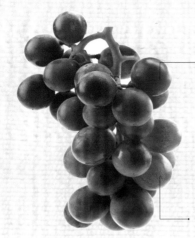

性味归经：
味甘、酸，性平，
归肺、脾、肾经。

葡萄

益肝肾

每日建议食用量：50克。

为什么最补肾

中医认为，葡萄有补气血、益肝肾、生津液、强筋骨、止咳除烦、补益气血、通利小便的功效。《神农本草经》中说：葡萄主"筋骨湿痹，益气，倍力强志，令人肥健，耐饥，忍风寒。久食，轻身不老延年"。

适用哪些症状

适用于脾虚气弱、肝肾阴虚、气短乏力、腰腿酸痛、水肿、小便不利等病症。

禁忌人群要注意

脾胃虚寒者不宜多食葡萄，多食易引发腹泻。

葡萄的含糖量很高，糖尿病患者不宜食用。

营养小课堂

1. 葡萄中的糖主要是葡萄糖，能很快被人体吸收，预防低血糖。

2. 葡萄能阻止血栓形成，并能降低人体血清胆固醇含量，对预防心脑血管病有一定作用。

3. 葡萄果肉蕴含烟酸及丰富的矿物质，可深层滋润、抗衰老，并促进皮肤细胞更生，使皮肤滋润保湿。

食法宜忌大公开

✓ 常说的"吃葡萄不吐葡萄皮"是有道理的，因为葡萄皮中含有大量的营养成分，尤其是花青素，若是单吃果肉，会无形中降低营养利用率，妨碍营养成分的完整摄取。

✗ 吃葡萄后不宜马上喝水，否则容易导致腹泻。

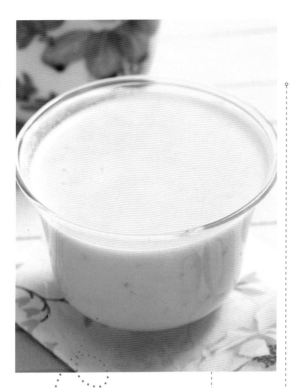

羊肉葡萄干饭

功效：补虚养身、壮腰健肾。

材料：米饭（蒸）200克，熟羊肉150克，葡萄干、菠萝各50克。

调料：料酒、葱汁、姜汁、盐、植物油各适量。

做法：

1 将菠萝去皮，用盐水泡一下，然后切丁；熟羊肉切丁。

2 锅置火上，放入油烧热，放入羊肉丁、料酒、葱汁、姜汁略炒，然后放入葡萄干、菠萝炒匀，最后加入挑散的米饭，加盐炒匀即可。

葡萄酸奶汁

功效：强筋健骨、补益肾气。

材料：葡萄250克，酸奶300毫升。

调料：蜂蜜少许。

做法：

1 将葡萄洗净，切成两半后去子。

2 将葡萄和酸奶一起放入果汁机中搅打均匀，果汁倒出后加入蜂蜜调匀即可。

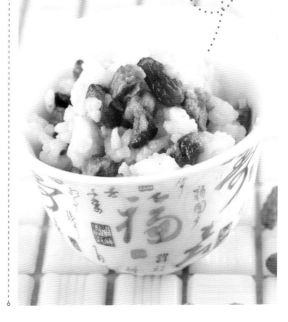

第4章 养肾，吃对吃好很有效

补肾的其他食材

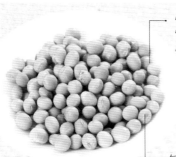

性味归经：
性平，味甘，归
脾、大肠经。

黄豆

肾谷豆

每日建议食用量：50克。

为什么最补肾

《黄帝内经》中称黄豆是"肾谷豆"，意思就是说黄豆具有很好的补肾作用，肾虚之人应该多吃豆类食物。

适用哪些症状

肾虚、浮肿。

禁忌人群要注意

黄豆易产气，食积腹胀者不宜食用，否则会加重症状。

痛风患者应该限量食用，因为黄豆嘌呤含量较高，不利于病情控制。

营养小课堂

1. 黄豆中富含蛋白质，含多种人体必需的氨基酸，可提高人体免疫力。

2. 黄豆中含有不饱和脂肪酸，可抑制血管硬化，预防心血管疾病，保护心脏。

3. 黄豆中的大豆异黄酮能延缓皮肤衰老，使皮肤保持弹性，并可缓解更年期症状。

4. 黄豆中含有一种抑制胰酶的物质，对糖尿病有辅助治疗作用；且其所含的皂苷有降血脂作用。

5. 黄豆中所含的卵磷脂是大脑细胞组成的重要部分，所以常吃黄豆可改善大脑功能。

食法宜忌大公开

✔ 煮黄豆前先将黄豆用水泡一会儿，然后煮的时候再放少许盐，这样不仅使黄豆更易煮熟，也容易入味。

✔ 在烹饪黄豆时一定要煮透、煮烂，食用半生不熟的黄豆，可能会引起胀肚、腹泻、呕吐、发热等症状。

✘ 黄豆不宜一次吃太多，以免引起腹胀等不适症状。

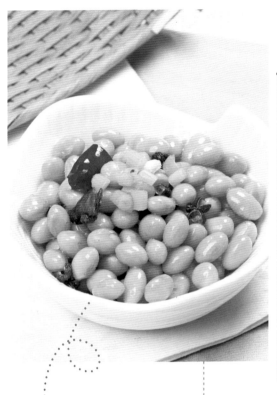

金针黄豆排骨汤

功效： 补肾、益中。

材料： 金针菇 100 克，泡发黄豆 50 克，猪小排 150 克，红枣适量。

调料： 盐 4 克，姜片适量。

做法：

1 金针菇洗净，去根，切段；猪小排洗净，切块，烫去血水；红枣洗净，去核。

2 锅中倒水烧开，放姜片、猪小排、黄豆、红枣烧开，转小火炖一个小时，加入金针菇，转中火焖两分钟，加盐调味即可。

卤黄豆

功效： 补肾虚、强筋骨。

材料： 黄豆 200 克。

调料： 葱花 10 克，大料 1 个，花椒、干辣椒段各 3 克，盐 4 克，白糖 5 克。

做法：

1 黄豆用清水浸泡 10~12 小时，洗净。

2 锅置火上，放入黄豆、大料、盐、白糖和清水，大火烧开后转小火煮 30 分钟，熄火，闷两个小时，捞出。

3 锅置火上，倒油烧至七成热，炒香花椒和干辣椒段，放入煮好的黄豆翻炒均匀，撒上葱花即可。

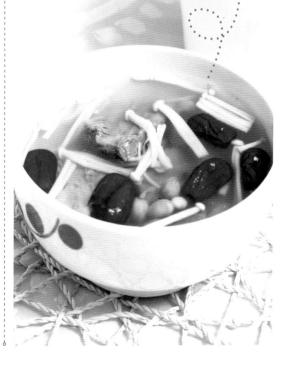

第4章 养肾，吃对吃好很有效

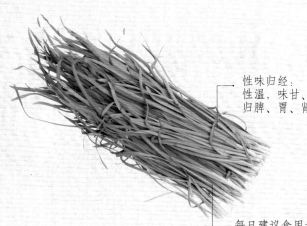

性味归经：
性温，味甘、辛，
归脾、胃、肾经。

韭菜

起阳草

每日建议食用量：60 克。

为什么最补肾

韭菜中含有生物碱、皂甙等成分，在古代医书中被称为"还阳草""起阳草"，顾名思义，就是一味温补肾阳的良药。

适用哪些症状

适用于肾阳虚所致的腰膝冷痛、阳痿遗泄、妇女白带异常等症。

禁忌人群要注意

有腹泻和消化不良等症的人不宜食用韭菜，否则会加重病情。

韭菜易使人上火，阴虚火旺者不宜多吃。

韭菜有刺激性，胃及十二指肠溃疡患者不宜食用。

营养小课堂

1. 韭菜中含有大量维生素和膳食纤维，能增进胃肠蠕动，治疗便秘；对高血压、冠心病、高血脂等也有很好的辅助治疗效果。

2. 韭菜中含有挥发性精油及硫化物等特殊成分，散发出一种独特的辛香气味，有助于疏调肝气、增进食欲、增强消化功能。常吃韭菜还可以达到祛斑、减肥的双重效果。

食法宜忌大公开

✔ 初春时节的韭菜品质最佳，晚秋的次之，夏季的最差，有"春食则香，夏食则臭"之说，所以春季吃韭菜效果最好。

✔ 炒熟的韭菜放置隔夜后不宜食用，因为韭菜中含有硝酸盐，炒熟放置过久后硝酸盐会转化为有毒的亚硝酸盐，人吃后易出现头晕、恶心、腹泻等症状。

✘ 因为韭菜的粗纤维较多，且较坚韧，不易被胃肠消化吸收，故一次不宜多食。《本草纲目》中记载："韭菜多食则神昏目暗，酒后尤忌。"

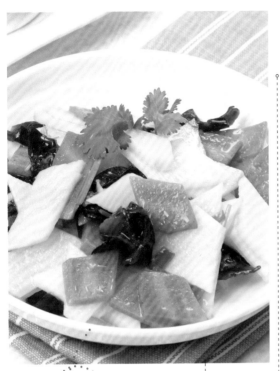

山药珍珠丸子

功效：生津益肺、补肾涩精。

材料：糯米150克，瘦猪肉、山药各50克。

调料：淀粉、盐、味精各适量。

做法：

1 把糯米用冷水浸泡一天，捞出后沥干水分；猪肉剁成蓉；山药洗净去皮，蒸熟后捣烂；猪肉蓉和山药泥加入淀粉、盐、味精拌匀。

2 将猪肉山药泥捏成大小适中的丸子，外边滚上一层糯米，装在盘里，放在笼中蒸熟即可。

家常炒山药

功效：健脾固精、乌须黑发。

材料：山药片200克，胡萝卜片、木耳片各50克。

调料：葱末、姜末各3克，盐、香菜段各4克。

做法：

1 将山药片焯一下捞出。

2 油锅烧热，爆香葱末、姜末，放山药片翻炒，倒胡萝卜片、木耳片炒熟，加盐调味，撒香菜段即可。

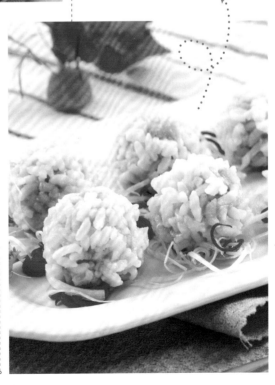

第4章 养肾，吃对吃好很有效

73

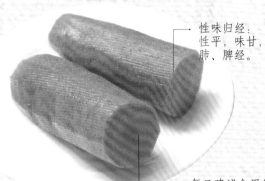

性味归经：
性平，味甘，归
肺、脾经。

胡萝卜

壮阳补肾

每日建议食用量：70 克。

为什么最补肾

中医认为，胡萝卜有健脾和胃、补肝明目、清热解毒、壮阳补肾等功效。《医林纂要》中记载，胡萝卜可以养肾强肾、补阳气、去湿除寒、暖下腹部。

适用哪些症状

可用于肠胃不适、便秘、夜盲症、性功能低下等症。

禁忌人群要注意

摄入大量胡萝卜素可能会引起闭经和抑制卵巢的正常排卵功能，育龄妇女不宜多吃。

营养小课堂

1. 胡萝卜中含有大量胡萝卜素，进入机体后，约 50% 可转变成维生素 A，可补肝明目、治疗夜盲症。

2. 胡萝卜中含有降糖物质，其所含槲皮素、山奈酚能增加冠状动脉血流量，降低血脂，是糖尿病、高血压、冠心病患者的食疗佳品。

食法宜忌大公开

✅ 胡萝卜里的 β－ 胡萝卜素是脂溶性物质，油炒或和肉一起炖，更有利于 β－ 胡萝卜素的吸收。

✅ 不宜生吃胡萝卜，因为其所含的胡萝卜素为脂溶性物质，没有脂肪就很难被人体吸收，会造成营养浪费。

❌ 不要过量食用胡萝卜，大量摄入胡萝卜素，会使人体的皮肤变成橙黄色。

胡萝卜烩木耳

功效：维持性功能。

材料：胡萝卜片200克，水发木耳50克。

调料：姜末、葱末、盐、白糖各3克，生抽10克，香油少许。

做法：

1 锅置火上，倒油烧至六成热，放入姜末、葱末爆香，下胡萝卜、木耳翻炒。

2 加入生抽、盐、白糖翻炒至熟，点香油调味即可。

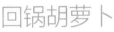

回锅胡萝卜

功效：滋阴养颜、强壮身体。

材料：胡萝卜块200克，青蒜段50克。

调料：辣豆瓣酱20克，葱末、姜末、盐各3克。

做法：

1 胡萝卜块炸至金黄色捞出。

2 锅内留底油，下葱末、姜末和辣豆瓣酱爆香，倒入胡萝卜块翻炒，加盐和青蒜段，继续翻炒一分钟即可。

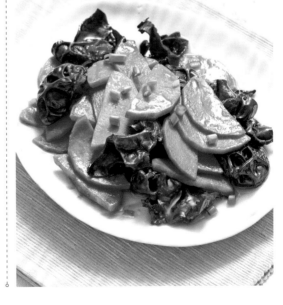

第4章 养肾，吃对吃好很有效

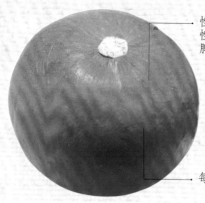

性味归经:
性温，味甘，归
脾、胃经。

南瓜

强肝肾

每日建议食用量：100克。

为什么最补肾

南瓜所含营养成分较全，被视为特效保健蔬菜，可补中益气、补血补虚。南瓜中的果胶能帮助肝、肾功能减弱的人增强肝肾细胞的再生能力。

适用哪些症状

适宜因气血肝肾不足所致的眩晕、眼花、视物不清、腰酸腿软、耳鸣耳聋、发枯发落、头发早白等症状。

禁忌人群要注意

南瓜性温，胃热炽盛者、气滞中满者、湿热气滞者不宜食用。

患有脚气、黄疸、气滞湿阻病者忌食，否则可能会加重病情。

营养小课堂

1. 南瓜中含有果胶，能粘结和消除体内细菌毒素和其他有害物质，起到解毒作用；还可以保护胃肠道黏膜免受粗糙食品刺激，促进溃疡面愈合。

2. 南瓜中含有较丰富的钴。钴是人体胰岛细胞所必需的微量元素，对降低血糖、防治糖尿病有一定的疗效。

3. 南瓜中含有较丰富的瓜氨酸，可以驱除寄生虫，对治疗血吸虫病及晚期血吸虫腹水等症状均有一定的疗效。

食法宜忌大公开

✅ 南瓜皮中含有丰富的胡萝卜素和维生素，所以去皮时，不要去得太厚。

❌ 南瓜一次不能吃太多，否则不仅会烧心难受，而且会影响脸色，引起胡萝卜素黄皮症。

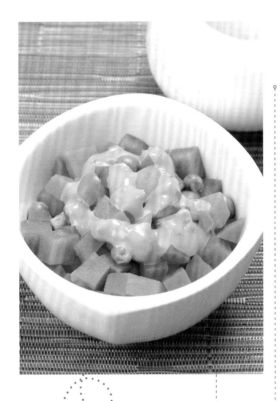

八宝南瓜

功效： 补虚益气、护肝补肾。

材料： 南瓜300克，鸡胸肉丁50克，胡萝卜丁、芹菜丁、香菇丁、洋葱丁、豌豆、玉米粒、豆腐干丁各30克。

调料： 葱末、姜末各3克，料酒、酱油、白糖、生抽、盐、淀粉各适量。

做法：

1 南瓜从1/4处切开，挖出内瓤；鸡胸肉丁用淀粉和生抽腌渍；玉米、豌豆和豆腐干丁焯熟。

2 油烧热，煸香葱末、姜末，倒鸡丁、香菇丁、胡萝卜丁、洋葱丁、芹菜丁翻炒，加盐、酱油、白糖、味精和水，倒玉米粒、豌豆、豆腐丁炒匀。

3 将八宝倒入南瓜杯中，蒸15分钟。

南瓜沙拉

功效： 补肾、强筋。

材料： 南瓜300克，胡萝卜50克，豌豆30克。

调料： 沙拉酱20克，盐3克。

做法：

1 南瓜去皮洗净，去瓤，切成丁；胡萝卜洗净削皮，切成丁。

2 锅置火上，加清水烧沸，将南瓜、胡萝卜和豌豆下沸水煮熟后捞出，晾凉。

3 将南瓜丁、胡萝卜丁、豌豆盛入碗中，加入沙拉酱、盐拌匀即可。

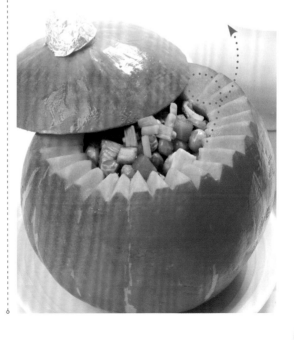

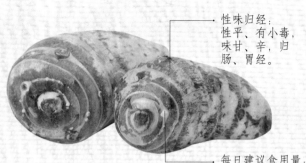

性味归经：
性平、有小毒，
味甘、辛，归
肠、胃经。

芋头

补气益肾

每日建议食用量：100克。

为什么最补肾

芋头有"香盖中华、价压天下"的称誉，营养丰富。中医认为，芋头有补气益肾、填精益髓、开胃生津、消炎镇痛等功效。

适用哪些症状

适用于胃痛、痢疾、慢性肾炎等症。

禁忌人群要注意

食滞胃痛、肠胃湿热者不宜食用。

过敏性体质者、小儿食滞者、胃纳欠佳者以及糖尿病患者应少食。

营养小课堂

1. 芋头为碱性食品，能中和体内积存的酸性物质，调整人体的酸碱平衡，起到美容养颜、乌黑头发的作用。

2. 芋头可帮助机体纠正矿物质缺乏导致的生理异常，同时能增进食欲、帮助消化。此外，芋头中还含有多种矿物质，能增强人体的免疫功能。

3. 芋头中有一种天然的多糖类高分子植物胶体，有很好的止泻作用。芋头还具有洁齿防龋、保护牙齿的作用。

食法宜忌大公开

✅ 选购芋艿时，可以观察芋头的切口，切口汁液如果呈现粉质，肉质香脆可口；如果呈现液态状，肉质则较差一些。

❌ 不能生吃芋头，一定要煮熟，否则其中的黏液会刺激咽喉。

❌ 芋头中含有较多淀粉，不可一次食用过多，否则会引起腹胀。

益肾食谱

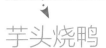

剁椒芋头

功效：强肾、补中益气。

材料：芋头 300 克，剁椒 25 克。

调料：生抽 10 克，葱花 5 克。

做法：

1 芋头去皮洗净，沥干水分，切片。

2 油锅烧热，倒入芋头片翻炒，加适量水、生抽焖煮至汤汁变少变稠，加入剁椒炒匀，改大火收汁，撒上葱花即可。

芋头烧鸭

功效：补气益肾、开胃生津。

材料：鸭子 400 克，净芋头 100 克。

调料：葱段、姜片、蒜瓣各 10 克，盐、料酒、白糖各 5 克，老抽 15 克，大料两个，胡椒粉、味精各少许。

做法：

1 鸭子洗净剁成块。

2 锅内放适量冷水，放入鸭块、姜片和少许料酒，烧开后捞出洗净；芋头蒸熟后去皮切块。

3 锅内放油，烧至五成热，加大料、葱段、蒜瓣爆香，倒入鸭块，加老抽、料酒、胡椒粉、白糖和盐翻炒，倒水烧开后，改为小火炖 30 分钟，加入芋头块，焖至入味后加味精调味即可。

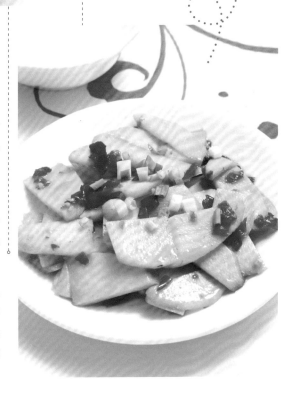

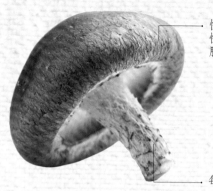

性味归经：
性平，味甘，入
脾、胃经。

香菇

补肾养血

每日建议食用量：25克。

为什么最补肾

香菇有补肝肾、健脾胃、益气血、益智安神、美容颜的功效，经常食用能帮助肾脏保证新陈代谢正常，减少肾脏内多余水分的积存。

适用哪些症状

体质虚弱、肾炎等症状适宜食用。

禁忌人群要注意

香菇中含有丰富的嘌呤，会增加血液中的尿酸，痛风病人不宜食用。

香菇性腻滞，产后、病后和胃寒有滞者不宜食用。

营养小课堂

1. 香菇中所含的氨基酸多达18种，还含有大量谷氨酸、多种维生素以及蛋白质等，故被称为"维生素的宝库"。

2. 香菇中的核糖核酸可产生抗癌的干扰素，香菇中的多糖成分能使人体内的抗癌免疫细胞活力提高，故多吃香菇能起到防癌作用。

3. 香菇中含有膳食纤维，可促进肠胃蠕动，保证大便通畅，防止便秘。

食法宜忌大公开

✓ 使用干香菇烹调前，最好先用约80℃的热水将干香菇适度泡发，这样才能将其中所含的核糖核酸催化而释出鲜味物质，但不可浸泡过久，以免香菇的鲜味物质流失。

✗ 泡发香菇的水不要丢弃，留待备用，很多营养物质都溶在水中。

✗ 不要专门挑选特别大的鲜香菇食用，因为这大多是激素催肥的。而最好选择身干朵小、柄短而粗壮、质嫩肉厚、有芳香味的。

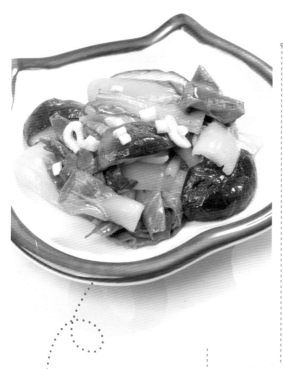

香菇炒菜花

功效：补中益气。

材料：菜花 300 克，鲜香菇 50 克。

调料：葱末、姜末、盐各 5 克，水淀粉、鸡汤各适量，鸡精、香油各少许。

做法：

1 菜花去掉柄，洗净，切成小朵；鲜香菇去蒂，洗净切条。

2 锅置火上，倒入清水烧沸，将菜花下水焯三分钟后捞出。

3 锅内倒油，烧至六成热，下葱末、姜末煸香，倒入菜花和香菇，加盐翻炒。

4 加入鸡汤，烧至菜花入味，用水淀粉勾芡，点鸡精、香油即可。

香菇油菜

功效：滋肝益肾、补血明目。

材料：油菜 200 克，鲜香菇条 150 克。

调料：葱花、姜丝、盐各 4 克，酱油、料酒各 5 克。

做法：

1 油菜择洗干净，切长段。

2 油锅烧热，爆香葱花、姜丝，放香菇条、酱油、料酒翻炒，放油菜，加盐炒熟即可。

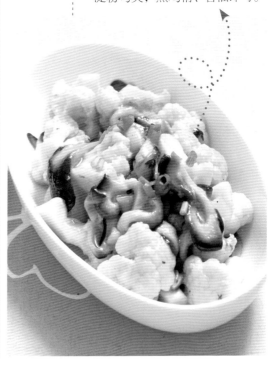

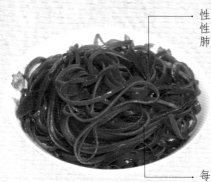

性味归经：
性寒，味咸，归
肺经。

海带

利尿消肿

每日建议食用量：30克。

为什么最补肾

中医认为，海带有消痰软坚、泄热利水、止咳平喘、祛脂降压、散结抗癌等功效。海带中含有大量甘露醇，甘露醇有利尿消肿的作用。

适用哪些症状

适用于肾衰竭、老年性水肿、头发稀疏等症状。

禁忌人群要注意

过多的碘可引起胎（婴）儿甲状腺发育障碍，孕产妇不宜多吃海带。

海带性寒，胃寒胃痛者不宜多食。

甲亢者不宜食用，否则会加重病情。

营养小课堂

1. 海带中富含不饱和脂肪酸、膳食纤维、钙，能清除附着在血管壁上的胆固醇，促进胆固醇的排泄，降低血脂。

2. 海带含碘丰富，据测定，市售干海带每100克碘含量可达0.7～0.8毫克，碘被人体吸收后，能帮助排泄有害物质。且碘是合成甲状腺素的主要物质，海带是甲状腺功能低下者的最佳食品。

食法宜忌大公开

✔ 由于全球都有水质污染的状况，所以海带中很可能会有一些含毒物质，建议在烹调前先用水浸泡2～3小时，中间至少换两次水；但浸泡时间不宜超过6小时，以免造成水溶性营养物质流失过多。

✘ 吃海带后不要马上喝茶或吃酸涩的水果。因为茶与这些水果中含有单宁酸，容易与海带中的铁及钙质发生反应，不利于营养物质的吸收。

益肾食谱

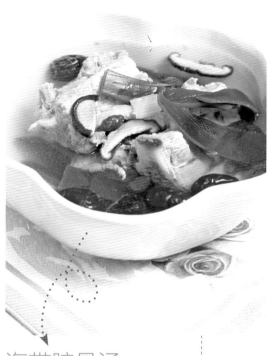

海带蒸卷

功效：养肝、护肾。

材料：泡发海带 200 克，肉馅 100
克，豆腐、鲜香菇各 50 克。

调料：盐、酱油、水淀粉、葱末、
姜末、香油、干淀粉、香菜
梗各适量。

做法：

1 泡发海带洗净，切大片；鲜香菇
洗净，切粒。

2 豆腐碾碎，加肉馅、葱末、姜
末、香菇粒，放酱油、盐、水淀
粉调味；香菜梗稍烫。

3 将海带铺平撒上干淀粉，酿上肉馅
卷成卷，扎上香菜梗，上笼蒸熟。

4 将原汁勾芡浇上即可。

海带腔骨汤

功效：益肾强精、排毒。

材料：腔骨 500 克，海带段 50 克。

调料：枸杞子 10 克，红枣 20 克，
水发香菇 3 朵，姜片、盐各
5 克，料酒、醋各 10 克，香
油少许。

做法

1 将腔骨洗净，切块、焯烫、捞
出；香菇洗净，去蒂，切片；枸
杞子、红枣洗净。

2 锅中倒温水，将各种材料（除枸
杞子外）放入锅中，加姜片、料
酒，煮熟后，放入枸杞子、盐、
醋煮五分钟后，淋香油即可。

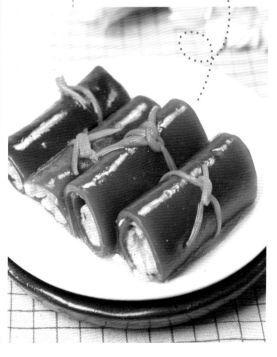

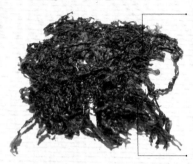

性味归经：
性凉、味甘，归
肺经。

紫菜

清热利水

每日建议食用量：10克。

为什么最补肾

紫菜是"海洋蔬菜"，营养价值很高，其蛋白质、铁、磷、钙、核黄素、胡萝卜素等含量都较为丰富，有"营养宝库"的美称。中医认为，紫菜具有化痰软坚、清热利水、除烦除湿、补肾养心的功效。

适用哪些症状

适用于甲状腺肿、水肿、慢性支气管炎、咳嗽、淋病、脚气、高血压、肾虚引起的耳鸣等症。

禁忌人群要注意

紫菜为发物，皮肤病患者不宜吃紫菜。

紫菜性凉，消化功能不好、脾虚者应少食，否则会导致腹泻。

营养小课堂

1. 紫菜中富含钙、磷、铁等元素，不仅是治疗女性贫血、儿童贫血的良好食物，且可以促进儿童的骨骼、牙齿生长。

2. 紫菜中含有一定量的甘露醇，是一种天然的利尿剂，可作为治疗水肿的辅助食品。此外，紫菜还可用于辅助治疗甲状腺肿大、淋巴结核、脚气等病症。

3. 紫菜中含丰富的碘，可促进有害物质和炎症渗出物的排泄。

食法宜忌大公开

✅ 紫菜一般都含有一些细沙，食用前宜放在清水中浸泡使细沙沉淀于水底。

✅ 紫菜在烹调前应用清水泡发，而且要换一两次水，以免污染物质附着在紫菜上，给人体造成伤害。紫菜中的碘很难溶于水，因此适合各种烹调方法。

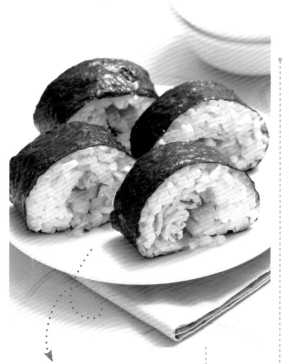

紫菜肉末羹

功效：消除水肿。

材料：干紫菜2克，瘦猪肉25克。

调料：葱花、姜末、味精各适量，香油3克。

做法：

1 紫菜放入水中泡发，去除杂质，洗净沥水；瘦猪肉洗净，切末。

2 锅内倒入适量水，放入猪肉末，加盐煮开，放入紫菜、葱花、姜末、味精、香油调味即可。

紫菜包饭

功效：补肾养心。

材料：熟米饭100克，干紫菜30克，黄瓜、胡萝卜各50克，鸡蛋1个。

调料：盐、白芝麻、植物油各适量。

做法：

1 将熟米饭中加盐、白芝麻和植物油搅拌均匀；鸡蛋洗净，打入碗中，搅匀；黄瓜洗净，切条；胡萝卜去皮，洗净，切条。

2 炒锅置火上，倒入适量植物油，待油烧至五成热，淋入蛋液煎成蛋皮，盛出，切长条。

3 取一张紫菜，在紫菜上平铺一层米饭；放上蛋皮条、黄瓜条、胡萝卜条，卷成卷，用刀切成1.5厘米长的段即可。

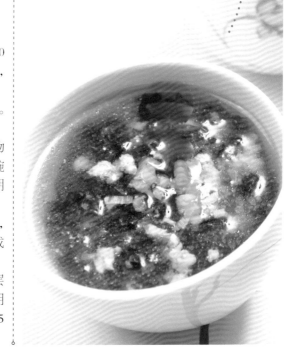

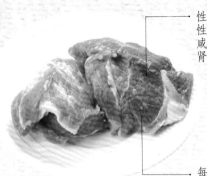

性味归经：
性平、味甘、咸，归脾、胃、肾经。

猪肉

滋阴补肾

每日建议食用量：75 克。

为什么最补肾

中医认为，猪肉有滋阴润燥、补肾养血、益气消肿等功效，适用于热病伤津、肺燥咳嗽、干咳少痰、咽喉干痛、大便秘结、羸瘦体弱等症。《随息居饮食谱》中指出，猪肉可"补肾液，充胃汁，滋肝阴，润肌肤，利二便，止消渴"。

适用哪些症状

适用于慢性营养不良、软骨病、小儿遗尿等症。

禁忌人群要注意

猪肉中尤其是肥肉中胆固醇含量较高，糖尿病、肥胖人群及血脂较高者不宜多食。

风寒、脾虚滑泻以及疾病初愈者不宜食用。

营养小课堂

1. 猪肉中含蛋白质，可满足人体生长发育的需要，尤其是精猪瘦肉中的蛋白质可补充豆类蛋白质中必需氨基酸的不足；而含丰富脂肪的肥猪肉可提供热量。

2. 猪肉可为人体提供血红素铁（有机铁）和促进铁质吸收的半胱氨酸，这些物质可有效改善缺铁性贫血。

3. 猪瘦肉中含有丰富的 B 族维生素，具有抑制血管收缩的作用，可降低血压。猪瘦肉中含有的牛磺酸，能抑制肾上腺素的分泌，降低交感神经的敏感度，避免人体因紧张、压力、盐分过量而导致血压值居高不下。

食法宜忌大公开

✅ 猪肉经长时间炖煮后，脂肪会减少 30%~50%，不饱和脂肪酸会增加，而胆固醇含量会大大降低，故宜长时间炖煮。

❌ 吃猪肉后不宜饮茶，因为茶叶中的鞣酸会与蛋白质合成具有收敛性的鞣酸蛋白质，易造成便秘，增加人体对有毒物质和致癌物质的吸收。

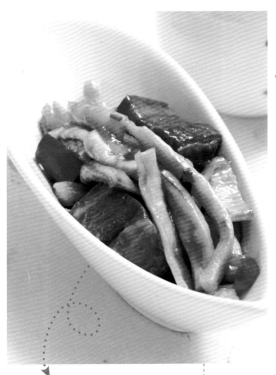

莲藕炖排骨

功效：强身补虚。

材料：莲藕 250 克，排骨 400 克。

调料：料酒 15 克，葱末、姜末、蒜末各 10 克，盐 5 克，胡椒粉少许。

做法：

1 排骨洗净、切块；莲藕去粗皮和节，洗净、切块。

2 锅置火上，倒油烧至六成热，放入姜末、蒜末爆香，倒入排骨翻炒至变色，加入料酒炒匀，加适量开水，放入莲藕块，大火烧开后转小火炖 40 分钟，加盐和胡椒粉调味，撒葱末即可。

萝卜干炖肉

功效：缓解腰膝酸软。

材料：萝卜干 250 克，五花肉 500 克。

调料：红辣椒段 50 克，酱油、料酒各 15 克，葱末、姜末各 5 克，大料两个，味精适量。

做法：

1 萝卜干洗至变软，挤干。

2 锅内倒油烧热，下肉块大火煸炒，爆香大料、红辣椒段、姜末、葱末，加酱油、料酒翻炒，下入萝卜干大火翻炒两分钟，添加刚刚没过萝卜干的热水，大火烧开后，转中火炖制，汤汁收尽出清油时，调入味精即可。

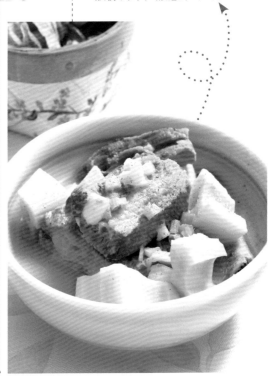

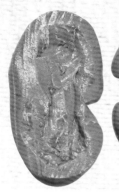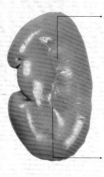

性味归经：
味甘、咸，性平，
归肝、肾经。

猪肾

壮腰补肾

每日建议食用量：60 克。

为什么最补肾

猪肾可以壮腰补肾，中医理论有"以脏养脏"学说，即常吃动物的什么脏器就可以滋补人的同种脏器。《本草纲目》中说："肾虚有热者宜食之。若肾气虚寒者，非所宜矣。"

适用哪些症状

适用于肾虚腰痛及患肾炎、肾盂肾炎后所出现的腰部酸痛症。

禁忌人群要注意

猪肾中胆固醇含量较高，血脂偏高、高胆固醇者不宜食用。

猪肾的升糖指数较高，糖尿病、高血压患者不宜多食。

营养小课堂

猪肾也就是我们常说的猪腰子，它富含锌、铁、铜、磷、维生素 B、维生素 C、蛋白质、脂肪等，是含锌量较高的食品。

食法宜忌大公开

✅ 可以用花椒、盐腌制以去除血水。

❌ 烹调时不宜选择煎炸的方式，这样会使猪肾中的胆固醇含量增加。

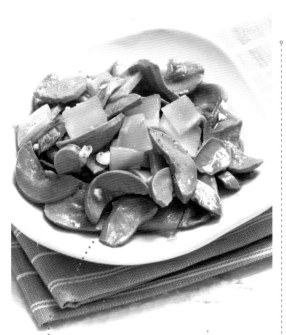

黄花菜炒猪腰

功效：缓解腰膝酸软、耳聋、耳鸣。

材料：猪腰 400 克，黄花菜 50 克。

调料：水淀粉、姜片、葱段、蒜瓣、
盐、糖、植物油各适量。

做法：

1 将猪腰洗净，去掉白色筋膜，切
成腰花块。

2 锅内放适量油，待油烧至七成热
时，放入姜片、葱段、蒜瓣煸炒
爆香后，用筷子夹出葱、蒜。放
入猪腰，炒至变色熟透。再放入
黄花菜、糖继续煸炒至快熟时，
淋入水淀粉勾芡，再加盐调味
即可。

红油腰片

功效：缓解肾虚遗精。

材料：猪腰 250 克，莴笋 100 克。

调料：辣椒油、酱油各 10 克，蒜
末、葱末、姜末各 5 克，白
糖、盐各 3 克。

做法：

1 猪腰剥去薄膜，剖开，去腰臊，
切片，浸泡 10 分钟，焯熟，捞出
沥干；莴笋去皮和叶，留茎，切
薄片，焯熟，捞出沥干；辣椒油、
酱油、蒜末、葱末、姜末、白糖、
盐置于同一碗内，做成调味汁。

2 将猪腰片、莴笋片和调味汁放盘
内，拌匀即可。

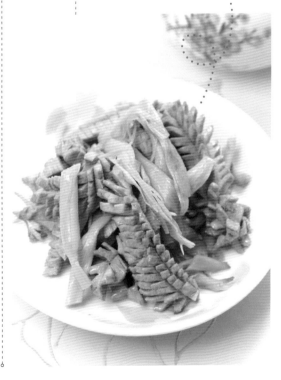

第4章　养肾，吃对吃好很有效

89

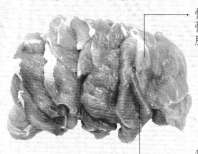

性味归经：
性温，味甘，归脾、胃、肾经。

羊肉

暖中补虚

每日建议食用量：50 克。

为什么最补肾

中医认为，羊肉有补肾助阳、暖中祛寒、温补气血、开胃健脾的功效。《本草纲目》中说："羊肉能暖中补虚，补中益气，开胃健身，益肾气，养胆明目，治虚劳寒冷，五劳七伤。"

适用哪些症状

适用于体质虚弱、肾阳不足、腰膝酸软、腹中冷痛、虚劳不足等症状。

禁忌人群要注意

发热患者不宜食用，羊肉性温热，易加重病情。

羊肉有温补作用，易上火人群不宜食用。

营养小课堂

1. 羊肉肉质很细嫩，容易消化，多吃羊肉可以提高身体素质，提高抗病能力。

2. 羊肉为补元阳、益血气的温热补品，可去湿气、暖心胃。

3. 羊肉性温，可促进血液循环，祛寒补暖，增强御寒能力。

4. 羊肉中含有丰富的氨基酸，可增加消化酶，保护胃壁，促进消化。

食法宜忌大公开

✓ 生羊肉中含有一种杆菌，当其进入人体后，不易被胃酸和肠消化吸收，人吃了以后会出现四肢无力、昏迷的症状，更严重者甚至会导致死亡，因此羊肉一定要熟透后才能吃。

✗ 吃完羊肉 2 ~ 3 个小时内不宜饮茶，因为羊肉中含有丰富的蛋白质，而茶叶中含有较多鞣酸，两者结合会产生一种叫鞣酸蛋白质的物质，容易引发便秘。

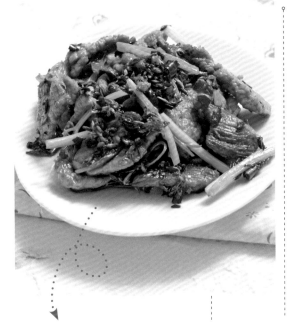

清炖羊肉

功效：滋补肾阳。

材料：羊肉 400 克，白萝卜 200 克。

调料：葱段、姜片各 20 克，花椒 2
克，盐 6 克，味精、香油各
少许。

做法：

1 羊肉和白萝卜洗净切块。

2 锅置火上，加水烧开，放入羊肉
块焯水，撇去浮沫，捞出洗净。

3 砂锅加水置于火上，将羊肉、白
萝卜块、葱段、姜片、花椒放入
砂锅中，锅开后改为小火慢炖至
肉酥烂，加入盐、味精和香油调
味即可。

孜然羊肉

功效：温中养阳、理气开胃。

材料：羊后腿肉 300 克，香菜
20 克。

调料：熟白芝麻少许，孜然粉、
盐、辣椒面各 5 克。

做法

1 羊肉洗净，切片；香菜择洗干净，
切段。

2 锅置火上，倒油烧至六成热，放
入羊肉片煸炒，待肉片变色时加
入孜然粉及辣椒面、盐，不断
翻炒。

3 待锅中的汁即将收干时，撒入香
菜段、熟白芝麻即可。

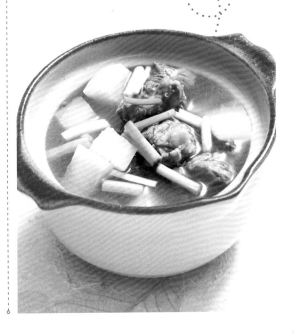

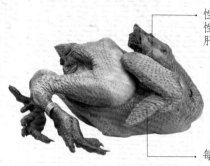

性味归经:
性平，味甘，归
肝、肾经。

乌鸡

补虚劳

每日建议食用量：100克。

为什么最补肾

乌鸡有补肝益肾、益气补血、滋阴清热、健脾止泻的作用。《本草纲目》中记载："乌骨鸡甘平，无毒。补虚劳羸弱，治消渴中恶，鬼击心腹痛，益产妇，治妇人崩中带下，虚损诸病，大人小儿下痢噤口。"

适用哪些症状

适用体虚血亏、肝肾不足、脾胃不健等症状。

禁忌人群要注意

心脑血管、肝阳上亢、高血压、高血脂、头晕、头痛、眼花等患者，应少食或忌食为宜，以免加重病情。

感冒患者不宜食用，以免生痰助火、生热动风。

营养小课堂

1. 与一般鸡肉相比，乌鸡肉中的蛋白质、维生素 B_2、烟酸、维生素E、磷、铁、钾、钠的含量更高，可以补虚劳、养身体。

2. 食用乌鸡肉可提高生理机能、延缓衰老、强健筋骨。经常食用乌鸡肉，对防止骨质疏松、佝偻病、女性缺铁性贫血等有明显功效。

3. 乌鸡中含有的黑色素，入药后能起到使人体内的红血球和血色素增生的作用，可以改善贫血症状。

食法宜忌大公开

✓ 乌鸡连骨熬汤滋补效果最佳，可将其骨头砸碎，与肉、杂碎一起熬炖。

✗ 不要用高压锅炖煮乌鸡，使用砂锅小火慢炖最好，这样味道更鲜，营养更容易被吸收。

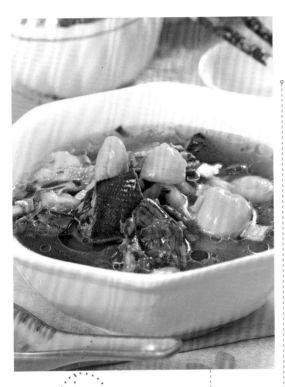

党参枸杞煲乌鸡

功效： 滋阴清热、补肝益肾。

材料： 乌鸡 300 克，党参 20 克。

调料： 姜片、盐、枸杞子、桂圆各
适量。

做法：

1 将乌鸡洗净，切块，用沸水略烫
煮后捞出；党参洗净，切段。

2 锅煲中放入鸡块、党参、姜片、
枸杞子、桂圆肉、盐，再加适量
清水，隔水蒸两个小时即可。

栗子炖乌鸡

功效： 滋补肝肾。

材料： 栗子 100 克，乌鸡 500 克。

调料： 葱段、姜片、盐、香油各
适量。

做法：

1 宰杀好的乌鸡洗净，切块；栗子
去壳取出栗子仁。

2 砂锅洗净，放入乌鸡块、栗子仁，
加清水（以没过鸡块、栗子仁为
宜），加葱段、姜片小火炖两个小
时，加盐和香油调味即可。

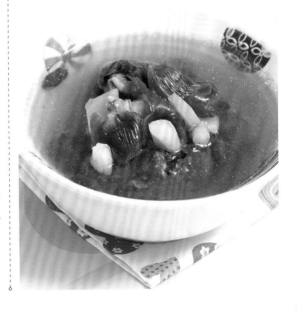

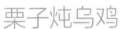

第4章 养肾，吃对吃好很有效

93

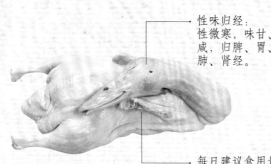

性味归经：
性微寒，味甘、咸，归脾、胃、肺、肾经。

鸭肉

滋阴清补

每日建议食用量：75克。

为什么最补肾

鸭肉是一种滋阴清补食品，有大补虚劳、滋五脏之阴、清虚劳之热、补血行水、养胃生津等作用。《本草纲目》中记载鸭肉可"填骨髓、长肌肉、生津血、补五脏"。

适用哪些症状

适用于水肿、产后病后体虚、体内有热、慢性肾炎水肿等症状。

禁忌人群要注意

鸭肉性寒，体质虚寒者，受凉引起的不思饮食、胃部冷痛者，腹泻，腰痛、受凉痛经者，不宜食用。

营养小课堂

1. 鸭肉有大补虚劳、清肺解热、止咳化痰、养胃生津、滋阴补血、定惊解毒、消除水肿之功能。

2. 鸭肉中富含不饱和脂肪酸和低碳脂肪酸，有助于降低胆固醇，能保护心脑血管。

3. 鸭肉中富含的B族维生素对人体新陈代谢、神经、心脏、消化和视觉的维护都有良好的作用，还能抵抗多种炎症。

食法宜忌大公开

- ✅ 老鸭肉在短时间内不容易煲烂，可以在锅里放一些木瓜皮，其中的酶会加速鸭肉熟烂。

- ✅ 多食鸭肉，会出现滞气、腹胀等症状，故千万不能多吃。

- ❌ 不要经常吃烟熏和烘烤的鸭肉，因为这种烹调方式会使鸭肉产生一种叫作苯并芘的致癌物质。

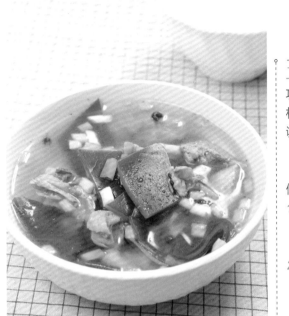

五味鸭

功效：补虚、利尿。

材料：鸭子半只。

调料：葱段、姜片、蒜瓣、腐乳各10克，料酒、老抽、白糖、醋各20克，盐4克，大料两个。

做法：

1 鸭子洗净切块，加老抽、料酒腌渍10分钟，油锅烧热，下鸭块炸至金黄色捞出。

2 锅内留底油烧热，爆香葱段、姜片、大料、蒜瓣，放入鸭块，加料酒、老抽、腐乳、盐和清水烧开，转成小火后炖40分钟后捞出。

3 锅内放醋和白糖，加热熬成汁后浇在鸭块上即可。

海带炖鸭

功效：滋阴养肾、利尿消肿。

材料：鸭子1只，海带200克。

调料：盐、料酒、鸡精、姜末、葱花、胡椒粉、花椒各适量。

做法：

1 将鸭子收拾干净，剁成小块；海带洗净切成方块。

2 锅中加入清水，烧开，将鸭块和海带放进锅中，撇去浮沫，加入葱花、姜末、料酒、花椒、胡椒粉，用中火将鸭肉炖烂，再加盐、鸡精调味即可。

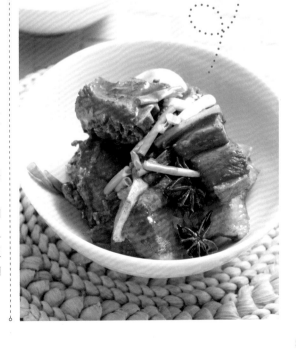

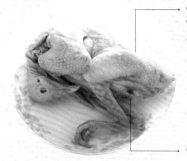

性味归经：
性平，味咸，归
肝、肾经。

鸽肉

补肝壮肾

每日建议食用量：60克。

为什么最补肾

中医认为，鸽肉有补肝壮肾、益气补血、清热解毒、生津止渴等功效。《本草再新》中记载："鸽肉，滋肾补阴。"

适用哪些症状

头发早白、男子不育、精子活动力减退、睾丸萎缩、阴囊湿疹瘙痒等症状适宜食用。

禁忌人群要注意

孕妇不宜食用鸽肉。

先兆流产、尿毒症、发热、热病初愈、肥胖等患者不宜多食鸽肉。

营养小课堂

1. 鸽肉中含有许多人体必需的氨基酸，且易于被人体消化。乳鸽可以改善皮肤细胞活力，增强皮肤弹性，改善血液循环，使面色红润、有光泽。

2. 鸽肉中含有丰富的泛酸，对脱发、白发和未老先衰等有很好的疗效。

3. 乳鸽可促进体内蛋白质的合成，加快创伤愈合。鸽肝中含有胆素，可帮助很好地利用胆固醇，防治动脉硬化。

4. 鸽肉具有降低血压、调整人体血糖的功效，高血压、糖尿病患者宜适量食用。

食法宜忌大公开

✓ 鸽肉容易变质，购买后要马上放进冰箱。如果一时吃不完，最好将剩下的鸽肉煮熟保存。

✗ 鸽肉不宜炒着吃，否则营养成分会流失，最好以清蒸或煲汤为主。

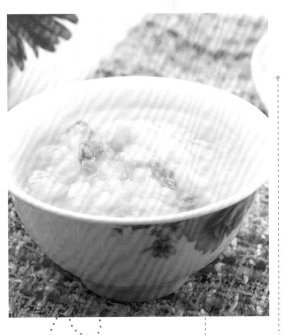

鸽肉萝卜汤

功效：补肝壮肾、益气补血。

材料：乳鸽 250 克，白萝卜 100 克。

调料：葱花、香菜末、盐、鸡精、
植物油各适量。

做法：

1 乳鸽去头、爪、内脏，洗净，切块，入沸水中焯透，捞出；白萝卜洗净，切块。

2 锅置火上，倒入适量植物油，待油烧至七成热，加葱花炒香，放入鸽子肉块翻炒均匀。

3 加适量清水炖至鸽肉八成熟，倒入白萝卜块煮至白萝卜熟烂，用盐和鸡精调味，撒上香菜末即可。

鸽肉米粥

功效：补肾、养肝、调节内分泌。

材料：大米 100 克，鸽肉 150 克，瘦猪肉 50 克。

调料：姜末、葱末、料酒、味精、盐、香油、胡椒粉各适量。

做法：

1 将鸽肉和瘦猪肉冲洗干净切成小块；将大米淘洗干净。

2 将鸽肉与瘦猪肉放入碗中，加入姜、料酒、盐，上笼蒸至能拆骨为止，去骨后备用。

3 锅置火上，加入清水，将大米放入锅中，水烧开后，加入鸽肉一同煮，粥成后加入香油、味精、胡椒粉、葱末即可。

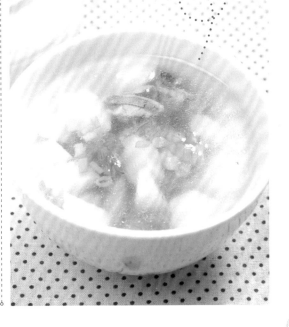

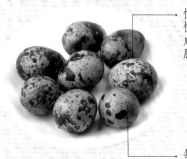

性味归经：
性微寒，味甘、咸，归脾、胃、肺、肾经。

鹌鹑蛋

益气补肾

每日建议食用量：两个。

为什么最补肾

鹌鹑蛋是滋补食品，被认为是"动物中的人参"，具有益气补肾、消除水肿等功效。

适用哪些症状

适用于气虚乏力、肾虚腰酸、遗精、头晕眼花、心悸失眠等症。

禁忌人群要注意

鹌鹑蛋中的胆固醇含量较多，高血压、糖尿病、高血脂、动脉硬化患者不宜多吃。

营养小课堂

1. 鹌鹑蛋中含有丰富的卵磷脂和脑磷脂，是高级神经活动不可缺少的营养物质，具有健脑的作用。

2. 鹌鹑蛋中含有能降血压的芦丁等物质，有防治高血压的功效，是高血压患者的理想滋补品。

3. 鹌鹑蛋的营养价值很高，可补气益血、强筋壮骨，对改善营养不良、神经衰弱等有很好的功效。

食法宜忌大公开

- 鹌鹑蛋以蒸或煮的方式最好，消化吸收率基本可以达到100%。

- 鹌鹑蛋可以与银耳、西蓝花等一起炖汤，强精益气、养血、健脾强身的效果更好，且对营养不良有改善作用。

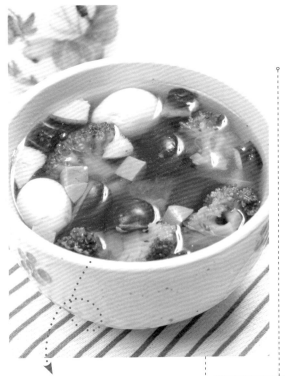

鹌鹑蛋菠菜汤

功效：滋阴养颜、调养肾虚。

材料：鹌鹑蛋 4 个，菠菜 100 克。

调料：盐、香油各适量。

做法：

1 鹌鹑蛋洗净，磕入碗中，打散；菠菜择洗干净，放入沸水中焯烫 30 秒，捞出，沥干水分，切段。

2 锅置火上，倒入适量清水烧开，淋入蛋液搅成蛋花，放入菠菜段，加盐搅拌均匀，淋上香油即可。

西蓝花鹌鹑蛋汤

功效：治肾虚腰疼。

材料：西蓝花 100 克，鹌鹑蛋 8 个，鲜香菇 5 朵，火腿 50 克，圣女果 5 个。

调料：盐适量。

做法：

1 西蓝花洗净掰成小朵，放入沸水中烫一分钟；鹌鹑蛋煮熟，剥皮；鲜香菇去蒂洗净，切丁；火腿切成小丁；圣女果洗净，对半切开。

2 鲜香菇、火腿丁放入锅中，加适量清水大火煮沸，转小火再煮十分钟，然后把鹌鹑蛋、西蓝花放入，再次煮沸，加盐调味，出锅时把圣女果放入即可。

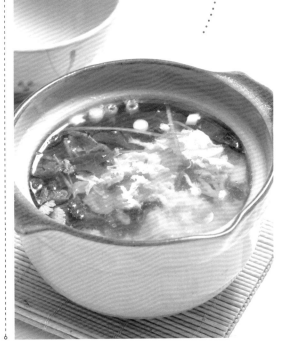

第 4 章 养肾，吃对吃好很有效

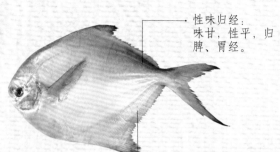

性味归经：
味甘，性平，归
脾、胃经。

鲳鱼

柔筋固肾

每日建议食用量：30~60克。

为什么最补肾

中医认为，鲳鱼有益气养血、健脾固肾、补胃填精、柔筋利骨等功效。《随息居饮食谱》中记载：鲳鱼"补胃，益血，充精"。《杏林春满集》中记载：鲳鱼"健脾补肾，兴阳"。

适用哪些症状

适用于消化不良，贫血，筋骨酸痛，四肢麻木，心悸失眠，神疲乏力，阳痿早泄等症。

禁忌人群要注意

鲳鱼中含胆固醇较高，肥胖及高血脂患者不宜多吃。

鲳鱼为发物，过敏性皮肤病患者不宜食用。

营养小课堂

1. 鲳鱼中含有丰富的不饱和脂肪酸，能够降低胆固醇。

2. 鲳鱼中富含硒、镁等矿物质，对预防心脑血管疾病有帮助，具有延缓衰老、预防癌症的功效。

食法宜忌大公开

✅ 鲳鱼可以与有益肾、壮阳、涩精作用的蚕茧壳搭配，对阳痿、早泄、筋骨酸痛、四肢麻木、心悸失眠等症有一定疗效。

❌ 鲳鱼子不可食用，否则易引发痢疾。

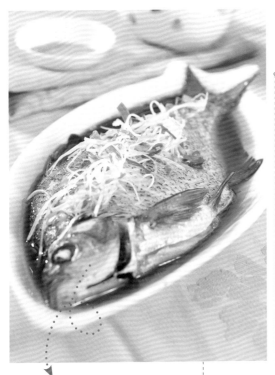

山药鲳鱼汤

功效: 滋阴养血、健脾固肾。

材料: 鲳鱼 500 克,淮山药 25 克,党参 20 克,熟地 15 克,当归 10 克。

调料: 葱、姜、绍酒、盐、胡椒粉各适量。

做法:

1. 鲳鱼宰杀,去鳞及内脏,洗净;淮山药、党参、熟地切片,当归切段,葱切段,姜切片。

2. 锅置火上,倒入植物油,烧至六成熟时,加入适量清汤,放入鲳鱼、各种药物以及葱、姜、绍酒、盐,煮20分钟即成。

清蒸鲳鱼

功效: 补肾、养肝、调节内分泌。

材料: 鲳鱼 1 条 (约重 800 克)。

调料: 红椒 1 个,香菜 1 棵,料酒、盐、胡椒粉、葱段、葱丝、姜块各适量。

做法:

1. 将鲳鱼收拾干净,在鱼身两面剞花刀,撒上盐,盛入盘中腌一个小时;香菜择洗干净,切段;红椒洗净切丝。

2. 在鱼身上面,加葱段、姜块和料酒码味。

3. 将蒸锅内的水烧沸,鱼连盘一起放入屉中,蒸至鱼眼突出、肉变松软后,再焖六分钟,出屉,拣去葱姜,撒上胡椒粉、葱丝、红椒丝、香菜段即可。

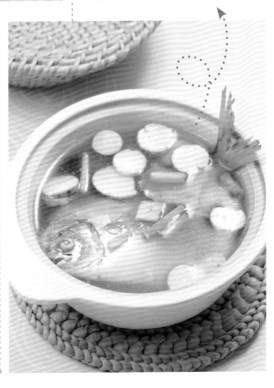

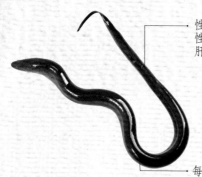

性味归经：
性寒、味咸，归肝、胃经。

黄鳝

补虚强筋

每日建议食用量：60克。

为什么最补肾

黄鳝肉质细嫩、味道鲜美，且营养价值很高，有滋补强身和药用功效，故有"夏吃一条鳝，冬吃一棵参"的说法。中医认为，鳝鱼可补肝肾、补虚损、除风湿、强筋骨、益气血等。

适用哪些症状

适用于气血不足、体虚羸弱、产后恶露不尽、痔疮出血、肢体痿痛、风寒湿痹、腰脚无力等症。

禁忌人群要注意

中风后遗症、甲状腺功能亢进症、活动性肺结核、支气管扩张以及急性炎症患者均不宜食用，否则会加重病情。

鳝鱼是发物，皮肤病患者不宜食用。

营养小课堂

1. 鳝鱼中富含多种维生素，特别是维生素 A 的含量较高，对眼部疾病有很好的治疗功效。

2. 鳝鱼中含有丰富的 DHA 和卵磷脂，是脑细胞不可缺少的营养成分，故食用鳝鱼肉可补脑健身。

3. 鳝鱼中所含的特种物质"鳝鱼素"，能降低血糖和调节血糖，对糖尿病有较好的治疗作用，加之所含脂肪极少，因而是糖尿病患者的理想食品。

食法宜忌大公开

✓ 鳝鱼宜现杀现烹，因为鳝鱼体内含较多组氨酸，死后的鳝鱼体内的组氨酸会转变为有毒物质。

✗ 鳝鱼不宜过量食用，否则不易消化，还可能引发旧症。

✗ 不宜食用生的或未熟透的鳝鱼，因鳝鱼体内有颌口线虫和囊蚴寄生虫。

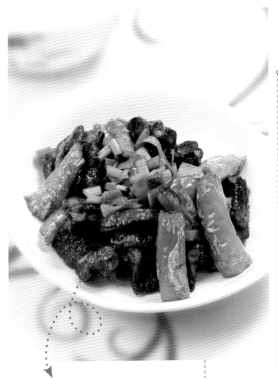

韭菜炒鳝鱼丝

功效：补肝益肾、润肠活血。

材料：韭菜 300 克，活鳝鱼 200 克。

调料：蒜末、姜丝、鸡精、植物油、盐各适量。

做法：

1 鳝鱼宰杀好，去除内脏，冲洗干净，取肉，切丝；韭菜择洗干净，切段。

2 炒锅置火上，倒入适量植物油，待油温烧至五成热，放入鳝鱼丝煸熟，加蒜末、姜丝炒香。

3 放入韭菜段炒三分钟，用盐和鸡精调味即可。

杭椒鳝片

功效：补阳壮阳。

材料：净鳝鱼肉 300 克。

调料：杭椒段、千张丝各 50 克，姜丝、蒜末、香葱末、料酒、醋、蚝油各 5 克，盐 3 克，鸡精、胡椒粉各少许。

做法：

1 鳝鱼肉洗净片成片，用料酒、盐和鸡精腌渍 15 分钟；千张丝洗净控干，铺在大碗内。

2 油锅烧热，下鳝片炸至变色后捞出，锅内留底油烧热，炒香姜丝、蒜末、杭椒，加蚝油、料酒、醋、胡椒粉、盐和水烧开，下鳝鱼片，焖煮入味。

3 将鳝鱼杭椒等倒入铺有千张丝的碗内，撒上香葱末即可。

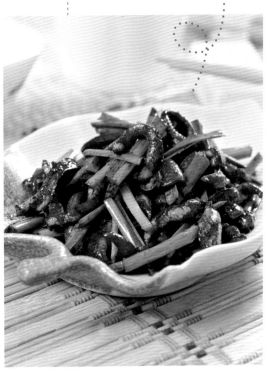

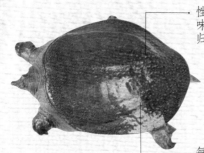

性味归经：
味甘、咸、性平，
归肝、肾经。

甲鱼

滋养肾阴

每日建议食用量：120 克。

为什么最补肾

中医认为，甲鱼有滋阴凉血、补益调中、补肾健骨、散结消痞等作用。《随息居饮食谱》中记载：鳖肉能"滋肝肾之阴，清虚劳之热，主脱肛，崩带"。

适用哪些症状

体质衰弱、肝肾阴虚、骨蒸劳热及肾炎水肿等症状适宜食用。

禁忌人群要注意

脾胃虚寒、腹泻、消化不良、肠胃炎、胃溃疡不宜多食。

胆囊炎、失眠患者不宜多食。

孕妇或产后虚寒者不宜食用。

营养小课堂

1. 甲鱼的壳能够抑制肿瘤细胞生长，提高机体免疫力。

2. 甲鱼可以清热凉血、抗衰益寿，尤其适合久病初愈的人食用。

3. 甲鱼中富含铁，有助于预防缺铁性贫血。

4. 甲鱼中含有丰富的优质蛋白质和不饱和脂肪酸，有保护血管壁、防治高血压和心肌梗死的作用。

食法宜忌大公开

✓ 吃甲鱼要活宰放血，不能吃已死的甲鱼，否则容易引起中毒。

✗ 甲鱼属于高蛋白质食物，特别是它的边缘肉裙部分还含有动物胶质，不容易消化吸收，故一次不宜吃得太多。

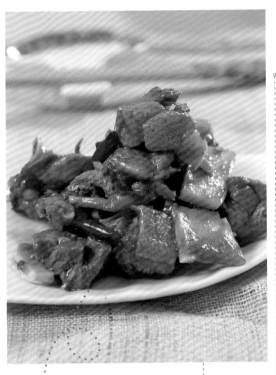

枸杞甲鱼汤

功效：滋阴补血、壮阳气。

材料：甲鱼 1 只，枸杞子 15 克。

调料：葱段、姜片各 5 克，料酒 10 克，盐 3 克，鸡汤 400 克，花椒少许。

做法：

1 将活甲鱼宰杀，沥净血水，去内脏，洗净，将其放入沸水中烫三分钟，刮去裙边上的黑膜，剁去爪和尾，去背板、背壳，切块。

2 甲鱼肉放入蒸盆中，加入枸杞子、盐、料酒、花椒、姜片、葱段、鸡汤，盖上背壳，入笼蒸一个小时取出，趁热服食即可。

红烧甲鱼

功效：补劳伤，壮阳气。

材料：甲鱼 1 只（约 500 克）。

调料：葱花、姜片、酱油、白糖、盐、鸡精、植物油各适量。

做法：

1 甲鱼宰杀，放净血，去除内脏，刮掉黑皮，斩掉爪尖，洗净，入沸水中焯透，捞出，揭下龟壳，剁块，用水洗净浮沫。

2 炒锅置火上，倒入适量植物油，待油温烧至七成热，放葱花、姜片炒香，放入甲鱼块翻炒均匀。

3 加酱油、白糖和适量清水烧至甲鱼熟透，待锅中留有少量汤汁并黏稠，用盐和鸡精调味即可。

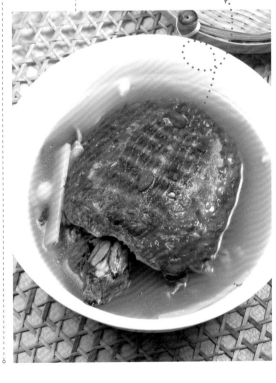

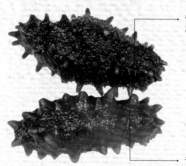

性味归经：
性温，味甘、咸，
归心、肾经。

海参

壮阳利尿

每日建议食用量：75 克（水发）。

为什么最补肾

海参有补肾益精、除湿壮阳、养血润燥、通便利尿、美颜乌发的作用，为肾阴肾阳双补之品。《随息居饮食谱》中说："海参能滋阴补血，健阳润燥，调经养胎利产。"《本草从新》中述其"补肾益精，壮阳疗痿"。故凡肾虚之人，皆宜食之。

适用哪些症状

精力不足、气血不足等症状适宜食用。

禁忌人群要注意

脾胃虚弱、痰多、便稀、感冒、咳嗽、气喘等患者不宜食用海参，会生痰。

为了避免海参中过多的蛋白质加重肾脏负担，老年人不宜过多食用。

海参性滑利，脾胃虚寒、经常腹泻的人不宜常食海参。

营养小课堂

1. 海参能改善脑、性腺神经功能传导作用，延缓性腺衰老。此外，还有提高人体免疫力的作用，常食可延缓衰老、消除疲劳。

2. 海参是典型的高蛋白、低脂肪、低胆固醇食物，具有抗凝、降低血液黏稠度及降低血脂的作用，对高血压、血脂异常症和冠心病患者尤为适宜。

食法宜忌大公开

✓ 每天早晨空腹或晚睡前吃一只海参，常年坚持可延年益寿。

✓ 干海参要用凉水泡发，并要清洗干净。泡发海参时，不要沾染油脂、碱、盐等，否则会妨碍海参吸水膨胀，降低出品率。

✗ 发好的海参不能再冷冻，否则会影响质量，故一次不宜发得太多。

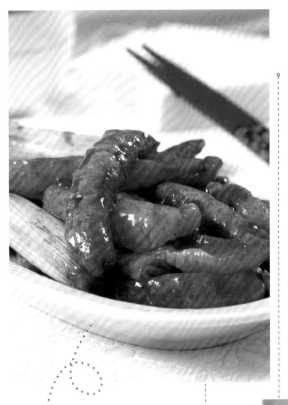

木耳海参虾仁汤

功效：强肾补虚。

材料：水发黑木耳 25 克，水发海
参、鲜虾仁各 150 克。

调料：香菜末、葱花、姜丝、花椒粉、
盐、水淀粉、植物油各适量。

做法：

1 水发黑木耳择洗干净，撕成小
朵；水发海参去内脏，洗净，切
丝；鲜虾仁洗净。

2 锅内倒油烧至七成热，放入葱花、
姜丝和花椒粉炒香，倒入木耳、
海参丝和鲜虾仁翻炒均匀。

3 向锅中加适量清水大火烧沸，转
小火煮十分钟，用盐调味，水淀
粉勾芡，撒上香菜末即可。

葱烧海参

功效：补肾益精。

材料：水发海参 400 克。

调料：葱白段、葱油 50 各克，姜片
5 克，料酒、酱油各 15 克，
盐 3 克，葱姜汁、水淀粉各
适量。

做法：

1 水发海参洗净，焯烫，捞出；葱
白段炸香。

2 锅中倒葱油烧热，倒酱油、料酒、
葱姜汁、姜片、海参炖十分钟，
加葱段、盐，用水淀粉勾芡即可。

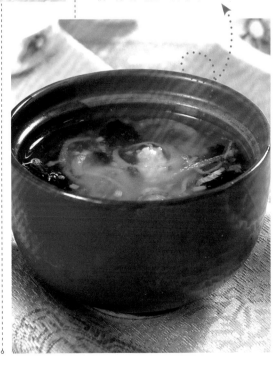

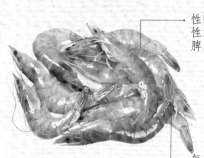

性味归经：
性温，味甘，归
脾、肾经。

虾

补肾壮阳

每日建议食用量：30~50 克。

为什么最补肾

中医认为，虾有补肾壮阳、化痰开胃的功效。《食物中药与便方》中记载："肾虚，阳痿，腰脚痿弱无力：小茴香30 克，炒研末，生虾肉 90 ~ 120 克，捣和为丸，黄酒送服，每服 3 ~ 6 克，一日两次。"

适用哪些症状

适用于肾气虚弱、肾阳不足所致的腰脚软弱无力，或阳痿，或男子不育等症。

禁忌人群要注意

哮喘、咯血、急性炎症、高血压、痛风等患者不宜食用，会加重病情。
虾易引起过敏，对海鲜、鱼、虾有过敏史者不宜食用。
虾为发物，过敏者及皮肤病患者不宜食用。

营养小课堂

1. 虾中含有丰富的镁，能减少血液中胆固醇含量，防止动脉硬化，还能扩张冠状动脉，可防治高血压及心肌梗死。

2. 虾壳中含有大量钙和甲壳素，常食虾皮，可预防骨质疏松症。

3. 虾肉中富含维生素 A，可保护眼睛；所含 B 族维生素，能消除疲劳、增强体力。虾还能滋阴健脾，对肾虚阳痿、脾虚食少颇有疗效。

食法宜忌大公开

- ✓ 吃海虾后，一小时内不要食用冷饮及葡萄、石榴、山楂、柿子等含鞣酸的水果，不然容易出现腹痛、呕吐、恶心等不适症状。

- ✓ 虾背上的虾线是虾的消化道，里面是未排泄完的废物，若吃到嘴里有泥腥味，会影响食欲，所以应去掉。

- ✗ 腐坏变质的虾不可食。色发红、身软、掉头的虾不新鲜，尽量不吃。而且，尽量不要吃虾头，因为金属类物质易累积在海虾的头部。

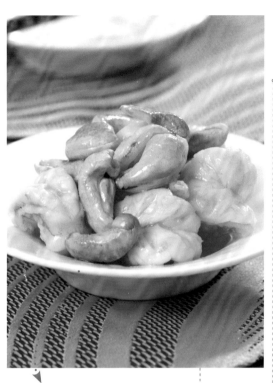

西蓝花炒虾仁

功效：温肾壮阳，强筋健骨。

材料：虾仁 15 个左右，西蓝花 150 克。

调料：盐、植物油各适量。

做法：

1 西蓝花洗净，根去掉，掰成小朵；虾仁洗净，去虾线；锅中水烧开放点盐，放入西蓝花，烫煮一分钟后捞出，放入凉水中。

2 锅中倒适量油，油热后，放虾仁，迅速过油至熟。

3 倒入西蓝花炒一下，加点盐，稍微加点水，炒一分钟后即可出锅。

腰果虾仁

功效：补肾壮阳。

材料：新鲜虾仁300克，腰果80克，鸡蛋1个（取蛋清）。

调料：葱末、姜丝、盐、味精、料酒、水淀粉、香油、植物油各适量。

做法：

1 虾仁洗净，用盐、味精、水淀粉、蛋清拌匀上浆，腌渍。

2 将料酒、味精、水淀粉、盐及清水调制成调味汁。

3 炒锅置火上，倒入植物油烧热，放入腰果炸熟，捞出，沥油。

4 锅留底油烧热，倒入葱末、姜丝煸香，放入虾仁略炒片刻，烹入调味汁翻炒均匀，将炸好的腰果撒在上面，滴上香油即可。

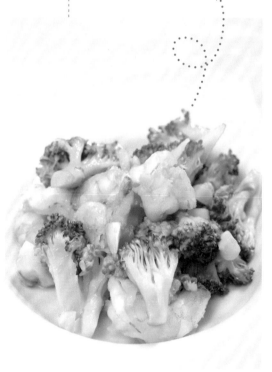

第**4**章 养肾，吃对吃好很有效

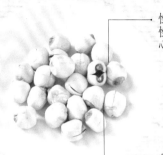

性味归经：
性寒，味苦，归心、肾经。

莲子

补肾固涩

每日建议食用量：6~15克。

为什么最补肾

中医认为，莲子有补脾益胃、止泻去热、养心安神、补肾固涩等功效。现代医学研究证实，莲子中的莲子碱有平抑性欲的作用，年轻人梦多，频繁遗精或滑精者，服食莲子能起到良好的止遗涩精作用。

适用哪些症状

适用于脾虚泄泻、心悸不安、失眠、夜梦、男子遗精、女子月经过多、食欲缺乏等症。

禁忌人群要注意

莲子有收涩作用，大便干燥者不宜多食。

莲子性寒，体虚或者脾胃功能弱者不宜食用。

营养小课堂

1. 莲子心中所含的生物碱具有显著的强心和降压作用，可抗心律不齐。

2. 莲子可补五脏不足，通利十二经脉气血，使气血畅通，其中所含的有效成分对鼻咽癌有抑制作用。

3. 莲子营养丰富，含有碳水化合物和蛋白质以及微量元素等，能够为人体提供较全面的营养。莲子中所含的棉籽糖具有很好的滋补功效，适宜久病、产后或老年体虚者食用。

食法宜忌大公开

✓ 吃火锅时在火锅底中加入几颗莲子，有助于均衡营养。

✗ 莲子心苦寒，不宜空腹服用，畏寒怕冷者不宜喝莲子心茶。

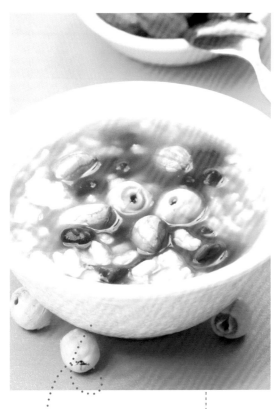

百合莲子炒牛肉

功效：补肾、涩精。

材料：牛肉 250 克，新鲜百合 50 克，
净莲子、红椒块各适量。

调料：姜片、葱段、白糖、水淀粉
各适量，盐 2 克。

做法：

1 牛肉洗净，切片，用盐、白糖、
水淀粉腌渍十分钟；百合洗净，
掰成瓣。

2 锅内倒油烧至温热，将腌渍好的
牛肉放入锅中快速过油，放入红
椒块，大火快炒后，起锅。

3 净锅置火上，爆香葱段、姜片，
放入莲子、鲜百合翻炒，放入少
许清水煮沸后，将炒好的牛肉倒
入拌匀，加上盐调匀即可。

莲子红豆花生粥

功效：补虚止泻。

材料：红豆、大米各 50 克，花生
仁 30 克，莲子 10 克。

做法：

1 红豆淘洗干净，浸泡 4～6 小时；
花生仁洗净，浸泡 4 小时；莲子
洗净，泡软；大米淘洗干净。

2 锅置火上，加适量清水烧开，下
入红豆、花生仁、大米、莲子，
用大火烧开，转小火煮至锅中食
材全部熟透，加红糖煮至化开。

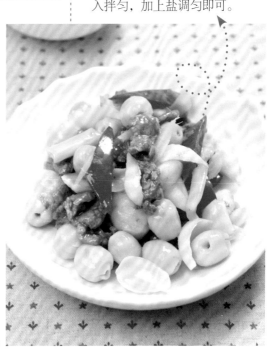

第 4 章　养肾，吃对吃好很有效

111

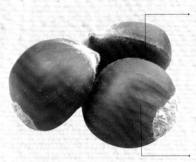

性味归经:
性温，味甘，归脾、胃、肾经。

板栗

补肾气

每日建议食用量：10 颗。

为什么最补肾

中医认为，板栗有补脾健胃、补肾强筋、活血补血的功效。南梁医学家陶弘景说其能"益气，厚肠胃，补肾气"。

适用哪些症状

适用于肾虚患者，对于腰膝酸软、食欲缺乏、小便频多、慢性腹泻等症都有良好的效果。

禁忌人群要注意

板栗升糖指数较高，糖尿病患者不宜多吃。

板栗有温补作用，有上火症状的人不宜多吃。

板栗易引起消化不良，脾胃虚弱、消化功能较弱者以及风湿病、便秘等患者不宜食用。

营养小课堂

1. 板栗中富含碳水化合物，具有益气健脾、厚补胃肠的作用。

2. 板栗中的维生素 C 能够维持牙齿、骨骼、血管肌肉的正常功用，可以预防动脉硬化、冠心病、高血压、骨质疏松、腰腿酸软、筋骨疼痛、乏力等病症。

3. 板栗中含有核黄素（维生素 B_2），常吃板栗对小儿口舌生疮和成人口腔溃疡有益。

食法宜忌大公开

✓ 板栗可直接食用，也可以炒食、煮食、蒸食，或者做成粥、菜肴等，最适宜烧、焖。

✗ 板栗难以消化，一次不宜多食，否则会引起胃腹饱胀。

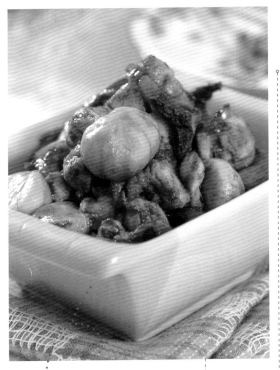

板栗烧白菜

功效：温肾、强骨。

材料：白菜段 250 克，板栗肉 100 克。

调料：盐、葱花各 3 克，水淀粉、高汤各适量。

做法：

1 板栗肉放油锅炸至金黄色捞出。

2 锅中倒油烧热，放葱花炒香，下入白菜煸炒，放盐、板栗，加高汤烧开，焖五分钟，用水淀粉勾芡即可。

栗子焖仔鸡

功效：温中益气、补肾健脾。

材料：净仔鸡 1 只（约 400 克），生栗子 100 克。

调料：葱花、姜片、花椒粉、酱油、料酒、白糖、盐、植物油各适量。

做法：

1 净仔鸡洗净，斩块，焯透，捞出；生栗子洗净，煮熟，取肉。

2 炒锅内倒入油烧至七成热，加葱花、姜片和花椒粉炒香，倒入鸡块和栗子翻炒均匀，加酱油、料酒、白糖和适量清水大火煮沸，转小火焖至鸡块熟透，用盐调味即可。

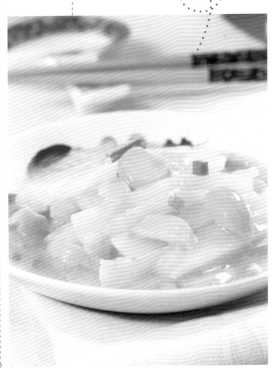

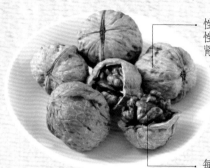

性味归经：
性温，味甘，归肾、肺、肝。

核桃

轻身益肾

每日建议食用量：2～5个。

为什么最补肾

中医认为，核桃有补血养气、补肾填精、止咳平喘、润燥通便等功效。

适用哪些症状

适用于腰痛脚弱、阳痿、遗精、须发早白、尿路结石、小便频数等症。

禁忌人群要注意

核桃性温热，上火、腹泻、痰热喘嗽、阴虚有热者不宜食用。

营养小课堂

1. 核桃中所含的蛋白质和不饱和脂肪酸，能滋养脑细胞，增强脑功能。而且，感到疲劳时，吃些核桃仁，可缓解疲劳和压力。

2. 核桃仁中含有大量维生素 E，经常食用可以令皮肤滋润光滑、有弹性，也可促进头发的生长。

3. 核桃中含有的不饱和脂肪酸，可以降低胆固醇，防治动脉硬化。

食法宜忌大公开

✅ 核桃生食营养损失最少，在收获季节不经干燥取得的鲜核桃仁更是美味。

✅ 核桃的吃法很多，可以当零食直接食用，也可以煮粥、做馅，且还可以与豆类、谷类搭配打制豆浆、米糊饮用。

✅ 核桃皮也可以吃，核桃皮中含有一定的营养物质，食用时最好不要剥掉。

❌ 核桃仁不宜多食，因其含有较多油脂，会影响消化，多食容易导致腹泻。

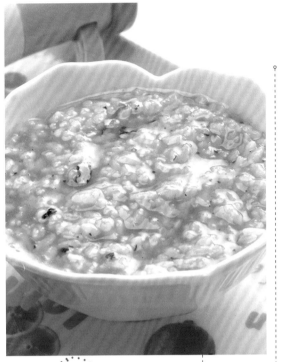

胡萝卜核桃米糊

功效：补肾壮阳、缓解疲劳。

材料：大米 50 克，胡萝卜块、核桃仁各 30 克，牛奶 200 克。

做法：

1 大米洗净，浸泡两小时。

2 将大米、胡萝卜、核桃仁倒入全自动豆浆机中，加水至上、下水位之间，按"米糊"键煮至提示做好，加牛奶即可。

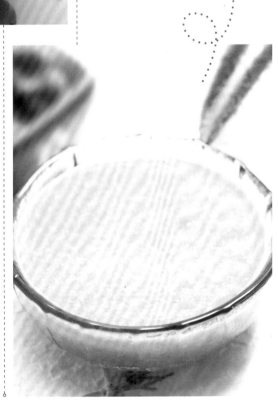

核桃莲子山药羹

功效：补肾壮阳。

材料：核桃仁、去心莲子各 15 克，黑豆、山药粉各 20 克，大米 50 克。

调料：冰糖适量。

做法：

1 将核桃仁、莲子、黑豆分别洗净，研成末；大米洗净。

2 锅内加适量水，放入核桃仁粉、莲子粉、黑豆粉、山药粉和大米大火煮沸，小火煨煮，加冰糖调味，熬煮两分钟即可。

第4章 养肾，吃对吃好很有效

药食两用，中药补

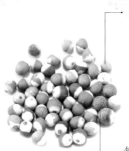

性味归经：
性平、味甘，归
脾、心、肾经。

芡实

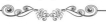

利尿除湿

每日建议食用量：10克。

为什么最补肾

《本草纲目》记载，芡实能利水除湿、健脾止泻，其作用缓和，微寒而不伤胃，益脾而不滋腻。是滋养强壮、健脾止泻、益肾固精之良药。

适用哪些症状

适用于肾虚遗精、滑精、遗尿，脾肾两虚所致的白带过多等症状。

禁忌人群要注意

芡实有较强的收湿作用，便秘者不宜食用。

芡实有利尿作用。

食法宜忌大公开

✅ 芡实可做药膳，如芡实饼、芡实糕、芡实老鸭汤、芡实粥等。

益肾食谱

芡实薏米老鸭汤

功效：固肾涩精。

材料：芡实30克，薏米50克，老鸭1只。

调料：盐适量。

做法：

1 薏米洗净，浸泡三小时；老鸭去毛及内脏，洗净，剁成块。

2 将老鸭放入砂锅内，加适量清水，大火煮沸后加入薏米和芡实，小火炖煮两小时，加盐调味即可。

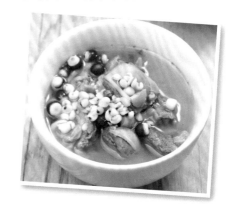

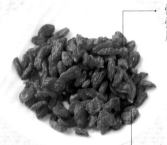

性味归经:
性平、味甘,归
肝经。

枸杞子

补益精气

每日建议食用量:5~10 克。

为什么最补肾

枸杞子能够滋补肝肾、补益精气、强肾健骨,并对性和生殖的问题有一定疗效。

适用哪些症状

适用于肝肾不足引起的腰酸遗精、头晕目眩、消渴,以及肺肾阴虚咳嗽等症状。

禁忌人群要注意

有补益作用,发热者不宜食用。

脾虚有湿及泄泻者忌服,会加重病情。

食法宜忌大公开

✔ 枸杞子的食用方法应得当,比较好的食用方法是加入粥饭、汤羹里,不仅滋补,还不会上火。

✘ 不宜过量食用,达到保健作用每天宜吃 10 克左右,达到治疗作用每日宜吃 20 克左右。

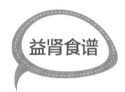

益肾食谱

枸杞肉丝

功效:补益肝肾。

材料:枸杞子 50 克,瘦猪肉 250 克。

调料:葱丝、姜丝、盐、味精、植物油各适量。

做法:

1 枸杞子洗净;瘦猪肉洗净,切丝。

2 锅置火上,倒入适量植物油烧至七成热时,放入葱丝、姜丝炒香,加猪肉丝滑熟,倒入枸杞子翻炒三分钟,用盐和味精调味即可。

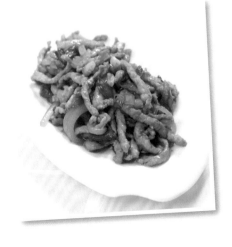

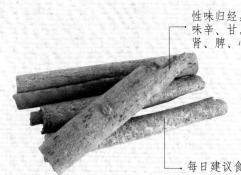

性味归经：
味辛、甘，性大热，归肾、脾、心、肝经。

肉桂

益阳温中

每日建议食用量：2~5克。

为什么最补肾

肉桂有温中止痛、活血通脉、补火助阳之功，能补命门之火，益阳消阴，为治下元虚冷要药，又能散沉寒、通血脉。

适用哪些症状

适用于脘腹冷痛、虚寒痛经、肾阳虚等症状。

禁忌人群要注意

肉桂性热，阴虚火旺、里有实热、血热妄行者禁服会加重病情。

肉桂有活血作用，孕妇禁服。

食法宜忌大公开

✅ 肉桂性热，适合天凉时节食用。

❌ 不宜与赤石脂同服。

益肾食谱

肉桂南瓜汤

功效：驱寒补虚。

材料：肉桂粉8克，南瓜250克，牛奶240毫升。

调料：白糖10克，盐2克，水淀粉5克。

做法：

1 将南瓜洗净，切成两厘米见方的小块。

2 将南瓜有皮的一面朝下，平铺在锅底，加入白糖、牛奶及100毫升清水，用中火煮。

3 待南瓜熟透后，加入盐调匀，转小火继续煮五分钟，然后倒入水淀粉勾芡。

4 起锅后撒上肉桂粉，即可食用。

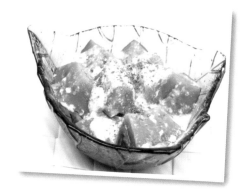

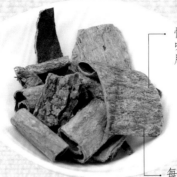

性味归经：
味甘、性温，归
肝、肾经。

杜仲

补肾强腰

每日建议食用量：1~5克。

为什么最补肾

杜仲可以补肝益肾、强筋骨，主腰脊痛，补中益精气，坚筋骨，强志，除阴下痒湿，小便余沥。

适用哪些症状

适宜中老年人肾气不足、腰膝疼痛、腿脚软弱无力、妇女肾气不固等症状。

禁忌人群要注意

有温补作用，阴虚火旺者慎服。

杜仲具有兴奋大脑皮层和降低血压的功效，因此低血压患者不宜服用。

对杜仲过敏者慎用。

食法宜忌大公开

✅ 从药店买来的杜仲既可以与肉类，如羊肉一起炖汤食用；也可以直接泡茶饮用。

❌ 杜仲中含有一种不易消化的物质，名为杜仲胶。当直接用水送服杜仲粉的时候，无法将杜仲胶去除。但是杜仲胶却不溶于水，所以可以选择煎汤等方式食用。

益肾食谱

杜仲核桃猪腰汤

功效：缓解肾虚腰痛。

材料：猪腰1对，杜仲、核桃仁各30克。

调料：香油5克，盐3克，鸡精、胡椒粉各2克。

做法：

1 猪腰洗净，从中间剖开，去掉脂膜，切成片。

2 将猪腰片和杜仲、核桃仁一起放入砂锅中，加入适量水，大火烧沸，转小火炖煮至熟，用鸡精、胡椒粉、盐、香油调味即可。

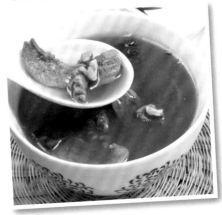

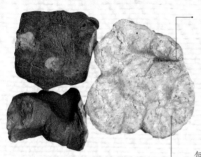

性味归经：
味苦、甘、涩、
性微温，归肝、
肾经。

何首乌

固精益肾

每日建议食用量：5~10 克。

为什么最补肾

何首乌能养血益肝，固精益肾，健筋骨，为滋补良药。此外，何首乌有益肾补精的作用，而肾气足则头发乌黑有光泽。

适用哪些症状

适用于肝肾精血亏虚、眩晕耳鸣、腰膝酸软、须发早白等症状。

禁忌人群要注意

大便溏泻及有湿痰者慎服，否则可能加重病情。

对何首乌过敏者不宜食用。

食法宜忌大公开

✓ 何首乌除了可以直接煎服外，还可以入菜，与肉类，如鸡肉、猪肝等搭配烹调，或者用何首乌汁煮粥。

✗ 何首乌忌与萝卜、猪肉、猪血、羊血、无鳞鱼同食。

益肾食谱

何首乌粥

功效：补肝肾、益精血。

材料：黑米 100 克，何首乌 30 克，黑芝麻 20 克，核桃仁 15 克。

做法：

1 何首乌洗净，入砂锅煎煮，去渣取汁；黑米、黑芝麻、核桃仁分别洗净。

2 锅置火上，倒入适量清水烧开，再加黑米、黑芝麻、核桃仁、何首乌汁同煮，粥将熟时，加入冰糖，再煮五分钟即可。

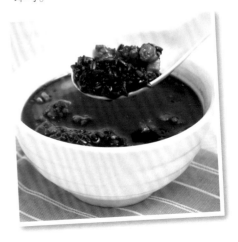

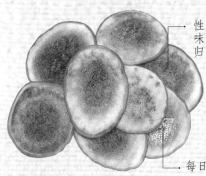

性味归经：
味甘、咸，性温，
归肾、肝经。

鹿茸

壮肾阳

每日建议食用量：0.3~0.5 克。

为什么最补肾

鹿茸与鹿角有一定的区别，是带茸的、有血液的雄鹿幼角，由督脉阳气、精血化生而成，有壮肾阳、益精髓的功效。此外，鹿茸提取物既能增加血浆睾酮浓度，又能促使黄体生成素浓度增加。

适用哪些症状

肾阳不足导致的阳痿早泄、耳鸣、腰膝冷痛、性功能减退等症状及青春期的性功能障碍及前列腺萎缩症。

禁忌人群要注意

阴虚阳亢、血分有热、胃火盛或肺有痰热，以及外感热病未愈者均应忌服。

伤风感冒出现头痛鼻塞、发热畏寒、咳嗽多痰等外邪正盛患者应慎服。

食法宜忌大公开

✅ 服用鹿茸宜从小剂量开始，缓缓增加，不宜骤然大量食用，以免阳升风动，或伤阴动血。

益肾食谱

鹿茸酒

功效：强筋健骨，温壮肾阳。
材料：鹿茸 50 克，枸杞子 100 克，白酒
　　　1000 毫升。
做法：
将鹿茸、枸杞子一起放入白酒中浸泡
15 天后饮用，每次 20~30 毫升，每日
1~2 次。

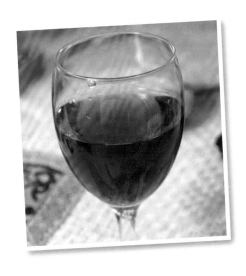

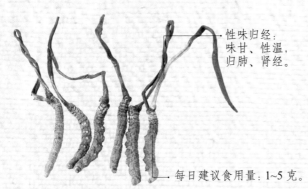

性味归经：
味甘、性温，
归肺、肾经。

冬虫夏草

平补肺肾

→ 每日建议食用量：1~5 克。

为什么最补肾

冬虫夏草可平补阴阳、益肺益肾、补精髓，是平补肺肾的佳品，对肾虚精亏等有一定疗效。

适用哪些症状

适宜肺纤维化、各类肝病、各类肾病、心衰、阳痿、肿瘤、代谢综合征等症状。

禁忌人群要注意

风湿性关节炎患者应减量服用。
有实火或邪胜者不宜服用。
儿童、孕妇及哺乳期妇女不宜服用。

益肾食谱

虫草乌鸡汤

功效： 补肾补阳。

材料： 冬虫夏草 5 克，乌骨鸡 1 只，生晒参、淫羊藿、黄芪、天花粉各 10 克，香菇 50 克。

调料： 枸杞子、红枣、黄酒、葱、姜、盐、味精各适量。

做法：

1 生晒参、淫羊藿、黄芪、天花粉装入纱布袋，加水浸泡 60 分钟；香菇、冬虫夏草浸泡洗净。将乌鸡宰杀、去毛、内脏洗净。乌鸡入锅前先用开水烫几分钟。

2 把以上材料一起放入砂锅内，加入黄酒、葱、姜，用文火煲两个小时，拣去药袋，加盐、味精调味即可。

食法宜忌大公开

✓ 冬虫夏草的食用方法很多，如泡酒、泡茶、煎汁、炖汤、入菜等。

✗ 不宜过量服用，每次以 1~5 克为宜。

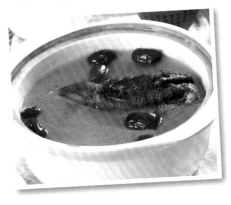

第**5**章

强肾两手抓：
生活调养 + 运动

生活调养细节

打打哈欠伸伸腰

人困倦的时候易打哈欠，这是一种正常的生理现象；但如果在不困倦的时候哈欠连连，这往往就是肾虚的表现。但是，如果经常有意识地打哈欠，还可以收到补肾的效果。在一吸一呼的过程中，人的眼睛、大脑、肝脏、肾脏，乃至男性的性能力，都能得到锻炼和提升。

打哈欠是一种深呼吸

其实，打哈欠就是一种深呼吸，是中医里讲的气沉丹田。这简单的张嘴闭嘴就如同咳嗽、打喷嚏一样，是人的一种调节呼吸的自救行为。人在打哈欠时，嘴张大，让体内纳入的氧气更多，可以起到养肾的作用。打哈欠所产生的一氧化氮能帮助男性拥有良好而坚挺的勃起功能。

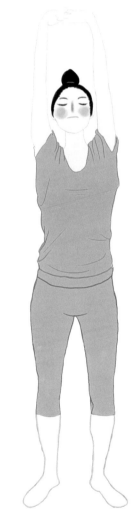

打哈欠与伸懒腰相结合

有研究表明，当打哈欠和伸懒腰相结合时，人的平均心率会提高30%，大脑能够分泌出让人感到兴奋的神经传递素。因此，打哈欠一定要和伸懒腰结合起来。伸懒腰是哈欠的引导，可以使身体气血更流通，起到补肾气、疏理肝气、扩展胃气、通肺气的作用。有的人打哈欠时会流眼泪，流泪其实是肝在排毒，所以这还是一个肝肾同补的好方法。

天天热水泡脚

脚被称为我们的第二心脏。冬天由于寒冷的刺激，脚部血管收缩，血液运行发生障碍，易诱发多种疾病。热水泡脚属于中医足疗法内容之一，也是一种常用的外治法。热水泡脚可以改善局部血液循环，驱除寒冷，最终达到养生保健的目的。

🫘 热水泡脚好处多

从中医的观点来看，人体五脏六腑的功能在脚上都有相应的穴位，经常泡脚可以刺激脚步的涌泉、太溪、照海、然谷等主治肾病的穴位，还可刺激到踝关节以下的各个穴位以及身体在脚部的各个反射区，从而起到壮腰强肾、调理脏腑、舒经活络、促进新陈代谢的作用，还可防治各脏腑功能紊乱、脱发、消化不良、便秘、失眠等症。

🫘 热水泡脚有讲究

热水泡脚的具体方法如下：

1. 先取适量温水置于脚盆中，水温以脚部感觉舒服为宜。

2. 开始时水可刚过脚面，将双脚在盆中浸泡5~10分钟，后用手或毛巾反复揉搓足背、足趾、足心，可重点刺激涌泉穴等穴位以强化效果。

3. 还可用手或毛巾反复揉搓小腿，直到腿部皮肤感到发热为止。

4. 为保持水温，须边洗脚边加热水，水可加到足踝以上。

5. 洗完后，不要晾干，应用干毛巾反复擦干为止。

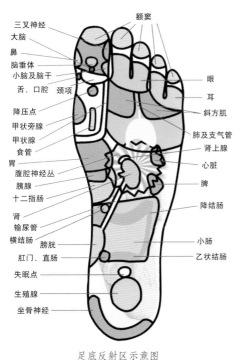

足底反射区示意图

三叉神经
大脑
鼻
脑垂体
小脑及脑干
舌、口腔 颈项
降压点
甲状旁腺
甲状腺
食管
胃
腹腔神经丛
胰腺
十二指肠
肾
输尿管
横结肠 膀胱
肛门、直肠
失眠点
生殖腺
坐骨神经

额窦
眼
耳
斜方肌
肺及支气管
肾上腺
心脏
脾
降结肠
小肠
乙状结肠

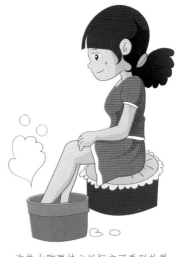

泡热水脚要持之以恒方可看到效果

调节情志身心健

中医认为：情志与人体的脏腑功能和病理变化息息相关。机体气血充盛，贵在通调，其中情志顺畅，肝气条达对于气血的通调有重要作用。

现代医学亦认为长期情志不畅可以使机体的免疫功能低下，容易发生疾病，可见情志与健康是密切相关的。所以肾脏病患者在药物治疗的同时，应注意调养情志，这对于提高疗效至关重要，不容忽视。

负面情绪易伤肾

肾脏病患者的精神心理状态主要表现有思想紧张，忧虑重重，情绪急躁，悲观失望四个方面：

1. "思想紧张"主要见于肾脏病初发阶段、蛋白尿或血尿的检查结果波动反复，发现自己肾功能不全的患者。

2. "忧虑重重"是指患者担忧及考虑的问题较多，主要见于青少年及中年的肾脏病患者。

3. "情绪急躁"主要见于病情缠绵、收效较慢、病情易反复的患者。

4. "悲观失望"主要见于慢性肾衰的患者，认为自己没有出路，对治疗失去信心，对生活缺乏勇气，情绪极低落，这类患者的心理素质最差。

肾病患者的心理保健

肾脏病或慢性肾衰病程以缠绵见长，因此树立战胜疾病的信心，对战胜疾病有举足轻重的作用。

1. 肾脏病对心理健康的危害

肾脏病患者心情郁闷、精神紧张或情绪激动，皆可直接影响血压，从而加重肾脏负担，引起肾脏病病情加重。因此，患者应学会自我进行心理调整，保持心情舒畅和情绪稳定，避免肾脏精气受损。

2. 肾脏病病人的心理治疗

肾炎和肾脏病的顽固性病例，由于治疗效果较差，病情常反复加重，患者难免产生一些不良情绪，对肾脏病康复十分不利。因此，应该进行科学的心理调整，努力克服各种有害健康的不良情绪。

大量临床事实告诉我们，不仅药物对肾脏病有较好的疗效，良好的心理护理更有利于疾病的治疗和身体的康复，对此应引起每位医生和患者家属的注意。

音乐疗法，缓解肾病

音乐能够移情易性，给人带来美妙的享受。舒缓的音乐，能使肾病患者将心中因疾病而导致的不良情绪完全抛弃，转移注意力，转移因局部症状引起的不适等，有助于疾病的康复。

选择适合自己的音乐

优美的旋律很自然地能让人陶醉，播放一些优美的音乐不仅对肾病患者的健康有好处，对健康人也有良好的作用，但肾病的病情千差万别，所以肾病患者应根据自己的病情选择适合自己的音乐。

音乐的音量

音乐的曲调、节奏、旋律、音量不同，会对人体产生不同程度的兴奋、镇静、止痛和降压等作用。音乐治疗的音量要适宜，一般为20~30分贝，不要超过60分贝，不宜长时间用单一乐曲，避免久听生厌。可按病情确定疗程，每日听2~3次，每次听半个小时至一个小时。

音乐的节奏

音乐的节奏太快或太慢都不适合，因为节奏太快会让人紧张，节奏太慢又让人产生悬疑感，因此肾病患者听的乐曲，须经过严格选择。快速和愉快的乐曲可以增加肌肉力量；音调和谐，节奏徐缓的乐曲可以平稳呼吸；优美的歌曲或悦耳动听的乐曲又可以调节自主神经，使大脑得到休息，帮助人们解除疲劳。

选择适宜的音乐曲目

肾病患者的性格各不相同，病情也有轻有重，在不同的时间、不同的地点也会有不同的情绪，如果患者心情浮躁、烦乱、偏激，应选择具有舒缓、婉转、幽静等特点的乐曲，以安神定志、镇静安眠，如《梁祝》等。

精神抑郁的肾病患者，可以选择旋律流畅、音色优美的乐曲，以振奋精神、愉悦心情，这方面的民族乐曲有《百鸟朝凤》《喜相逢》等。如果患者易怒、气愤，可以选择一些低沉、缓慢、悲伤的乐曲，以达到"悲则气消"的效果，常用的有《二泉映月》《江河水》等。

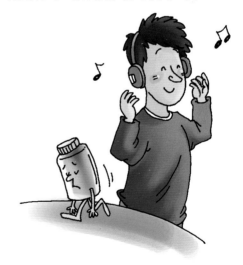

适宜的音乐有助缓解肾病

垂钓能让肾病患者拥有好心情

　　垂钓能使人身体健康、耳聪目明、思维敏捷、精力充沛。肾病患者闲暇时去垂钓，能释放不良情绪，拥有良好的心情，对稳定病情有益。

垂钓能冲淡忧虑

　　等待很久，钓上来一条鱼，会使人欣喜万分，心中的快乐会难以言表。鱼儿进篓，又装饵抛钩，寄托新的希望，因此，每一次提竿，无论有没有钓到鱼，都是一次快乐的享受。因为钓的不是鱼而是一种乐趣。此种乐趣冲淡了人们精神上的忧虑，患者处于这种精神状态中，必然有利于疾病的医治和病情的好转。如今，钓鱼健身热蓬勃兴起，钓鱼团体相继成立，钓鱼还被正式列为体育比赛项目，垂钓对身体的好处由此可见一斑。

钓鱼的健身机理

　　1. 体力上的锻炼： 无论是步行或骑车前往垂钓地，均能使机体获得运动的机会，可以提高心血管和呼吸系统的机能，改善血液的携氧能力。

　　2. 开阔胸襟： 离开寓所，置身于风和日丽的大自然的怀抱，会令人心旷神怡，尤其是垂钓地的优美景致——波光粼粼、柳枝荡漾、空气清新，更是沁人心脾，使得平日紧张的神经得以放松。

　　3. 调神爽身： 垂钓者临风把竿，虔诚专一，一边恭候静守鱼竿，一边享受钓上鱼后的欢乐，一静一动，动静结合，既能提高视力，又能愉悦神志，对肾脏病可起到良好的康复作用。

　　4. 意志磨炼： 垂钓者需要耐心和信心，而漫不经心、三心二意或心脾燥热是钓鱼的大忌。因此，通过钓鱼的锻炼，可以使人变得沉稳、成熟。重要的是能让肾病患者心情愉快，对稳定病情有益。

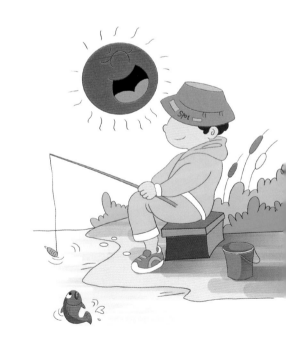

肾病患者垂钓有助稳定病情

晒太阳可缓解肾病患者的症状

阳光是维护生命健康的重要物质。阳光除了可见光之外，还包括红外线、紫外线，各种可见光都对人的身心健康有重要影响。

每天适当地晒太阳，通过适量的紫外线，促进人体钙质的吸收，对肾病、预防骨质疏松、佝偻病等都有好处。医学研究表明，每天至少应该接触 20~30 分钟的阳光，特别是早晨的太阳，可使人的心境舒畅开朗、精神振奋。在阳光下，植物光合作用旺盛，释放出大量氧气，尤其是老人、肾病患者应该在日光下熙照、散步、晨练、调节情志，尤其是冬日阳光更显得重要，充足的阳光照射有益健康。

阳光的医疗作用

冬天晒太阳对增加人体皮肤和内脏器官的血液循环，提高造血功能大有裨益；还能增进食欲，促进睡眠，止痛，利尿。特别是在肾病、防治儿童佝偻病和成人骨质疏松症方面，有特殊疗效。

红外线能使深层的血管扩张，促进血液循环，心脏跳动有力，呼吸加深，使全身新陈代谢更旺盛。常晒太阳，通过对外界不同气温的适应，还有助于提高体温调节中枢的灵活性，增强人体对不同气温的适应能力。

紫外线有强大的杀菌力，一般病菌在阳光下直射几十分钟即可死亡。人们在很早就知道阳光对人体的好处，因而在民间流传着"太阳不照临，医生常进门"的谚语。

晒太阳的最佳时段

晒太阳对我们的身体有益，但不科学地晒太阳也会给身体带来损伤。一天中，有三时间段最适合晒太阳。第一时间段为上午 6 时至 9 时，这段时间阳光温暖柔和，以红外线为主，紫外线相对薄弱。红外线温度较高，可促进血液循环和新陈代谢。第二、第三时间段分别是上午 9 时至 10 时和下午 4 时至 5 时，这两个时间段的阳光照射特点是紫外线中的 A 光束成分较多，这时是储备体内"阳光维生素"——维生素 D 的大好时间。

不要过多晒太阳

不论是哪个季节，晒太阳也并非多多益善，应避免在烈日下过度晒太阳，长时间暴晒会对皮肤造成伤害。阳光中的紫外线强烈作用于皮肤时，可发生光照性皮炎，皮肤上会出现红斑、痒、水疱、水肿等，严重的还可引起皮肤癌。紫外线作用于中枢神经系统，可出现头痛、头晕、体温升高等症状。

第5章 强肾两手抓：生活调养＋运动

129

房事勿要太勤

《黄帝内经》指出："精者，生之本也。"《寿世保元》云："精乃肾之主，冬季养生，应适当节制房事，不能姿其情欲，伤其肾精。"

以上文字提示我们，房事切忌过度。因为不节制房事易使肾精耗损太过，从而导致肾亏，而肾精是肾气之根，中医认为肾精是生命之本，人的生、长、壮、老、已（死）都和肾密切相关。所以节制房事是养肾的关键，也是性养生的第一要义。

⚫ 能否进行房事应根据病情而定

肾病的种类很多，考虑到不同的发展阶段，很难一概而论，应该具体问题具体分析。不过，至少在医生要求绝对静养的期间，要控制体力消耗，最好不要或禁止房事，以免消耗体力而加重病情。

房事对体内能量的消耗很大，而且在性交的时候，由于神经高度兴奋，使肾的血流量减少，肾脏血管发生痉挛，血液中的有害氮质不能排出体外而积蓄在体内，这样会使血压升高。这些因素，会加重病情，不利健康。

因而，急性肾炎早期和急性肾功能衰竭期的患者，应该尽量避免或禁止房事，以免加重病情，不利于疾病的康复。慢性肾炎患者可以根据自己的身体情况，适量进行房事。患慢性肾病期间，如果身体状况良好，只要强度不大，性交次数不频繁，不感到疲倦，也是允许过性生活的。

肾病患者进入恢复期以后，体力有所恢复，健康状况明显好转，这时就不必再刻意禁止房事了。

⚫ 房事要有度

房事是一个复杂的过程，它能调节机体的积极因素，但凡事都要有个度。对健康人来说，房事后第二天仍精神饱满这就好；如果第二天精神不振，感到疲劳，这就说明房事太多了，这样对健康也不利。

健康人尚须注意"节欲"，更何况患了肾脏病的患者呢？肾脏病患者不仅要防止过度房事，还应该适当减少房事，这对治疗和恢复健康是有利的。

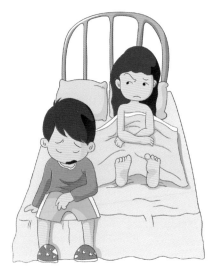

肾病患者适当减少房事有助恢复健康

运动妙法

调理肾虚的有氧运动

肾病患者不宜选择高强度的运动，因为会造成或加重肾脏损害；但低强度运动、慢性运动会对肾脏有一定的保护作用。如步行、慢跑、骑车、打球、游泳、爬山等有氧运动。

步行养肾

穿上一双舒服的鞋子，选择一处优美的环境，散步。步行速度分为慢速、中速和快速三种。慢速为每分钟60~70步，中速为每分钟80~90步，快速为每分钟90步以上。选择一个适宜自己的速度，步履轻松，并配合呼吸，如3步1吸，5步1吸，可促进血液循环，改善肾虚症状。

慢跑养肾

每天早上起床后，可慢跑30分钟左右，可促进前列腺及其周围器官和组织的血液循环，有效保护肾脏。

骑车健肾

双手轻握车把，手臂与身体略成角度，踩踏脚板时，可以采用中等速度不间断骑行40分钟以上，同时要注意有规律地呼吸，骑车时保持放松，可改善心肾功能、锻炼肌肉关节。

打羽毛球强肾

羽毛球是最全面运动身体各个部位的运动项目，可加快全身血液循环，提高呼吸系统和心血管系统的功能，调节神经系统的功能，全面提高身体免疫力。我们每周应打羽毛球2～3次，每次30～40分钟，可养肾益精。

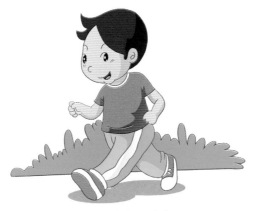

慢跑可辅助调理肾虚

踮踮脚尖强精补肾

我国古代的医生早就认识到了下肢血液循环的重要性，因此发明了相应的保健操，例如，现在仍为不少人练习的八段锦中就有"背后七颠百病消"的踮脚运动。经常进行踮脚尖运动，不仅可促进血液循环，增强心血管功能；而且还能快速消除疲劳，强健肾功能。若男性患有前列腺疾病，小便时踮脚亦有尿畅之感；女性小便时踮起脚尖，可补肾利尿。

踮脚运动可以促进血液循环，强健肾功能，只要双脚并拢，用力踮起脚尖，然后放松，再重复。每天 4~5 次，每次 5~10 分钟即可。

踮脚打电话

在打电话时，踮踮脚尖，既不会影响接听电话，又能达到养肾的效果。

踮脚走路

走路时，背部挺直，前胸展开，尽量提臀，足跟提起，用前脚掌走路，行走百步，可温补肾阳、改善血液循环。

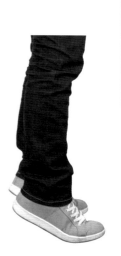

踮脚做饭

在做饭时，踮起脚尖切菜、炒菜，来回走动时，也可以踮起脚尖，这样在日常生活中就可以很好地养肾。

踮脚小便

男性小便时，提起脚后跟，踮起脚尖，两脚并拢，提肛收腹，肩向下沉；女性小便时，在坐蹲的同时，将第一脚趾和第二脚趾用力着地，踮一踮。这样做，可达到补肾利尿、强精强肾的功效。

日常生活中，像上面踮脚的机会有很多，若工作复印时、去洗手间时、下班回家的路上等，回到家里，在书房读书时、在客厅看电视时等都可以做踮脚运动，在简简单单的动作中就可以收到养肾的功效。

健身强肾的走路方法

我们每天都会走路，其实，掌握好走路的方法就可以达到健身强肾的效果，如倒走、走猫步等。倒走方法很简单，多数人都可以做到。倒走可以刺激不常活动的肌肉，促进血液循环，平衡人的机体，强腰健肾。一天坚持做5~10分钟，就能使我们的气血更加通畅、肾气更加充足。而走猫步也已不仅仅是时装模特在T型台上的专属，它越来越受到人们的偏爱，是男人强肾、女人缩阴的必备。

双手叉腰倒走强腰健肾

双腿自然立正，抬头、挺胸、目视前方，双手分按在腰部两侧，四指在前，拇指在后，按于腰部的肾俞穴，开始倒走。倒走时，从左脚开始，左大腿尽量向后抬，然后向后迈出，左前脚掌着地，随后全脚着地，将重心移至左脚，再换右脚，左右脚轮流进行，有很好的通畅气血，强腰健肾功效。

摆臂倒走充盈肾气

双腿自然立正，抬头、挺胸、目视前方，全身放松，两手自然下垂。倒走时，肩、臂、肘、手要与腿脚的节奏保持同步进行，脚走一步，臂摆一次，左右对应。左腿后退时，右臂向后摆，右腿后退时，左臂向后摆。这样可以达到锻炼全身，充盈肾气的效果。

经常走猫步对肾有益

中医专家指出，经常走猫步除了能增强体质、缓解心理压力外，由于姿势上形成了一定幅度的扭胯，还可对人体私密处起到一定程度的挤压和按摩的作用，可达到增强性功能、强肾的作用。

男子经常走猫步，可强壮肾脏，预防和减轻前列腺炎的症状，增强性功能，有助生殖系统健康。女子走猫步有缩阴的功效，尤其女子生完孩子后，阴道会变得松弛，身体恢复后坚持走走猫步会改善阴道松弛。

怎样走猫步

猫步，即猫的走路方式，特点是双脚脚掌呈"1"字形走在一条线上。先迈左脚，先让脚尖着地，然后脚跟随之轻轻落下，左脚落定后，右脚做同样的动作向前走。

走猫步可间接按摩会阴穴。会阴穴是任、督二脉的交会点，男性在阴囊根部与肛门连线的中点，女性在大阴唇后联合与肛门连线的中点。按压会阴穴可补充肾经中经气的不足，有助维护肾脏健康，打通肾经；还可改善泌尿系统，祛病强身。

太极拳，利于充实肾精

太极拳刚柔相济，可以调节人体阴阳均衡，它通过腰部运动以及呼吸的调节能使肾脏得到锻炼。练拳时，通过意志引导，将注意力集中于腰部，再通过以腰部为枢纽的慢性运动，可达到对肾脏按摩的效果。同时，练习太极拳时的呼吸调节，就是对肾主纳气的锻炼，有利于增强肾部的血流循环，充实肾精。太极拳种类很多，下面为大家介绍几种，以强健肾功能。

> **注意事项**
> 1. 呼吸自然别憋气。 2. 动作柔和忌拙力。 3. 思想集中勿分散。
> 4. 太极拳疗法不是三五天就能奏效的，贵在坚持。

海底捞针

1 身体重心移在右腿上，右手向下转后上摆置头的右侧，手心向左，指尖向前；左手向前下伸，手心向下，手指向前，高与胸，眼瞧左手。

2 上体下蹲，右手向前下伸，手指向前下，手心向左，与膝平；左手收至左膝外侧，手心向下，手指向前，眼瞧右手。

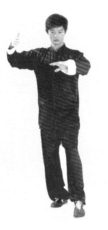
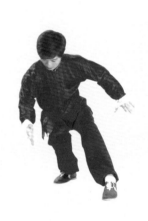

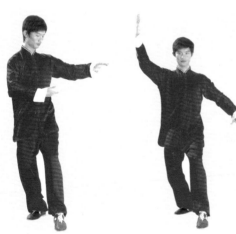

白鹤晾翅

1 上体稍直，微向左转，右手收抱腹前，手心向上；左手外摆，手心向下，眼瞧右手。

2 右脚稍向前移，左脚继之前移成左高虚步，同时左右手分别向左下右上分开，右手摆至头的右上方，手心向后；左手摆至髋侧，手心向下，眼向前平视。

高探马

1 左脚跟向前移成左高虎步，右手手心转向下，沿右耳向前伸出，手心朝下，手指向前上。

2 左手收至腹前，手心朝上，眼看右手。

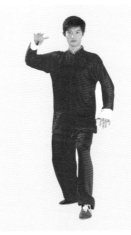
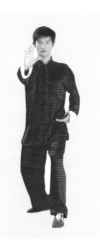

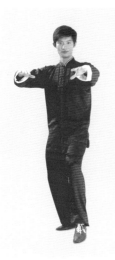
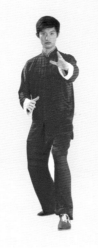

手挥琵琶

1 右脚前移半步，身体重心移于右腿上，右手稍向后下收，左手稍向前上伸。

2 左脚稍前移，翘起脚尖，左手向前上伸，手心向右，手指高平口；右手收至左肘内侧，手心向左，眼看左手。

闪通臂

1 左脚微向上提，右手微向上提，左手微向下压，眼看左手。

2 左脚前落成左弓步，同时右手向上架起，手心向右上，高举过头项；左手向前推出，手指向上，与肩平齐，眼看左手。

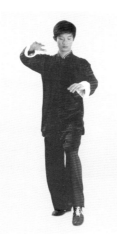
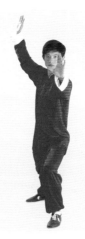

缩肛，管用的"回春术"

缩肛运动，又叫"回春术"，就是有规律地收缩肛门。缩肛是一种古老而有效的防治痔疮等肛门疾病的办法。早在唐朝孙思邈所著的《枕中方》中就有"谷道宜常撮"的记载，撮就是收缩，"谷道"就是指肛门，意思是肛门宜常做收缩运动。相传这个动作是乾隆皇帝最得意的养生功法。缩肛能改善会阴部的血液循环，增强盆底的肌肉和韧带强度，对维持人的正常性功能大有裨益。缩肛运动不仅对男性有益，对提高女性的性功能也非常有益。

站立缩肛防止前列腺疾病

站立，两腿分开，与肩同宽，双臂自然放松，深吸一口气，思想集中，收腹，慢慢呼气，同时向上收缩肛门，屏住呼吸并保持收缩肛门 2~3 秒钟，然后全身放松，静息 2~3 秒后，再重复上述动作。如此反复 10~20 次，每天进行 3~5 次。这样做可以调理五脏，防止前列腺疾病。

卧式缩肛益肾生精

放松躺下，集中思想，收腹，慢慢呼气，同时有意识地向上收缩肛门。将肺中的气体尽量呼出后，屏住呼吸，保持收缩肛门 2~3 秒。全身放松，让空气自然进入体中。静息 3~4 秒，重复以上动作。同样，尽量在吸气时收缩肛门，然后全身放松，让肺中的气体自然呼出。

每天 1~2 次，每次 5 分钟，可以收到很好的养护生殖功能效果。

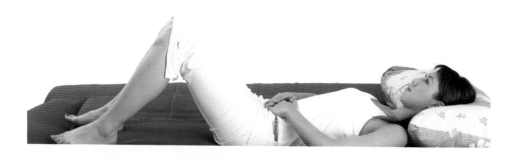

第6章

肾强男人就强

护肾先护腰，有效治腰痛

腰痛是指以腰部一侧或两侧疼痛为主要症状的一种病症。会表现为腰膝酸软无力，其痛绵绵、遇劳更甚，逸则减轻，喜按揉、拒暴力等。

症状表现

慢性肾炎、肾下垂、腰肌劳损、脊椎结核等。

运动调养

蹬足运动

取仰卧位，尽量屈髋屈膝，足背勾紧；足跟快速向斜上方蹬出，同时将腿部肌肉紧张收缩一下。还原，重复10~20次。

伸腰运动

两脚开立，与肩同宽；腰向后伸，逐渐增大幅度。重复6~8次。

桥式运动

取仰卧位，屈髋、屈膝，双脚平放；吸气，收腹，提肛，伸展膝关节，屏气保持五秒。呼气还原，反复6~8次。

生活调养

1. 不适宜穿带跟的鞋，有条件的可以选择负跟鞋（鞋底是前高后低）。

2. 站姿、坐姿要正确，应该"站如松，坐如钟"。

3. 防止腰腿受凉。

4. 避免房事以及劳累过度。

饮食调养

1. 鸽肉、枸杞子皆属温补食物，身体虚弱、腰膝酸软的人最适宜食用。

2. 多吃羊腰、猪腰、羊肉、韭菜、狗肉、山药、坚果等强肾健腰的食物。

特效穴位保健方

艾灸腰阳关穴

取穴原理：腰阳关为督脉要穴，可以通调督脉气血，主理腰部关节。

简易取穴：在腰部，后正中线上，第4腰椎棘下凹陷中。

艾灸方法：悬灸，或艾柱直接灸，每次10~20分钟。每日一次，5~7天为一个疗程，间隔两日可行下一个疗程。

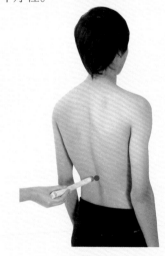

艾灸腰阳关穴

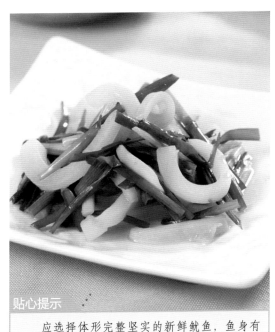

食谱推荐

鸽肉萝卜汤

功效：适合腰膝酸软的人食用。

材料：净鸽 250 克，白萝卜 100 克。

调料：植物油、葱花、香菜碎、
　　　盐、鸡精各适量。

做法：

1 净鸽洗净，剁块，入沸水中焯
　透，捞出；白萝卜择洗干净，
　切块。

2 锅置火上，倒入适量植物油，待
　油烧至七成热，加葱花炒香，放
　入鸽肉翻炒均匀。

3 加适量清水炖至鸽肉八成熟，倒
　入白萝卜块煮熟，用盐和鸡精调
　味，撒上香菜碎即可。

贴心提示

　　应选择体形完整坚实的新鲜鱿鱼，鱼身有
光泽的粉红色，半透明，背部不红。

韭菜炒鱿鱼

功效：防治肾虚腰痛。

材料：鱿鱼 300 克，韭菜 50 克。

调料：葱末、姜末、蒜末、料酒、
　　　酱油各 5 克，盐 3 克，香油
　　　少许。

做法：

1 鱿鱼洗净，打花刀，切片；韭
　菜择洗干净，切段。

2 锅置火上，倒入清水烧沸，将
　鱿鱼焯烫熟后捞出控水。

3 锅内倒油，烧至六成热，下葱
　末、姜末、蒜末煸香，倒入鱿
　鱼，加料酒、酱油和盐翻炒，
　加入韭菜段，翻炒片刻后，点
　香油调味即可。

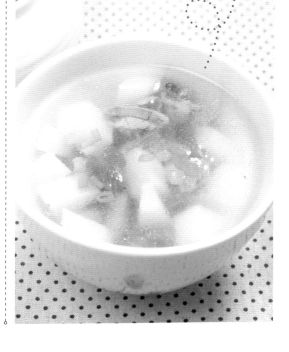

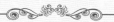

温补肾阳，提高性能力

男性肾阳虚患者多表现为"寒"的症状，如腰酸、四肢发冷、畏寒；身浮肿，腰以下尤甚，下肢水肿；神疲乏力、精神不振、活力低下、易疲劳等，性功能不好也会导致肾阳虚。温补肾阳，对提高性能力也很有帮助。

❧ 症状表现

肾病综合征、慢性肾炎、前列腺炎、性功能减退、阳痿、早泄、遗精、小便清长、夜尿遗尿、男子不育症等。

❧ 运动调养

打乒乓球

每周2~3次，每次30分钟至1个小时。由于肾阳虚患者体质较弱，所以不要过于剧烈地运动。

打太极拳

太极拳是中国的传统武术，在世界上流行很广，太极拳轻柔舒缓，经常练习，能够提高身体免疫力、增强体质、增强肾脏功能。一周2~3次，每次30分钟至1个小时。

❧ 生活调养

1. 让自己的作息时间形成规律，最好在晚上10点半之前休息，尽量不要生气、郁闷、发脾气。

2. 做好保暖措施，以免身体受凉。

❧ 饮食调养

1. 可多吃具有提高性能力功能的食物，如羊腰、羊肉、猪肚、猪髓、子母鸡、韭菜、刀豆、海参、海虾等。

2. 辣椒、肉桂、桃仁、薤白、干姜、花椒、乌梅、莲子等也都有很好的提高性能力的作用，可适当多食。

特效穴位保健方

悬灸曲骨穴

取穴原理： 悬灸曲骨穴可养真元，温肾阳。治疗后可使各种不适症状减轻，增强性能力。

简易取穴： 在下腹部，前正中线上，耻骨联合上缘的中点处。

艾灸方法： 悬灸，每日一次，每次10~15分钟。5~7天为一个疗程，间隔两日可行下一个疗程。

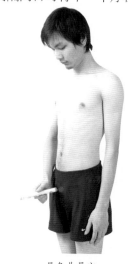

悬灸曲骨穴

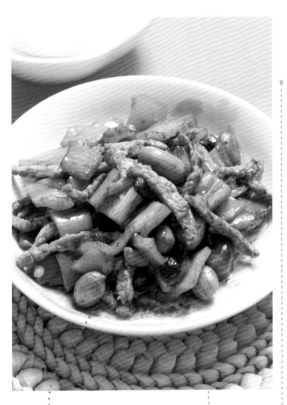

葱爆羊肉

功效：补阳、强腰、健肾。

材料：羊肉片 300 克，大葱 150 克。

调料：腌肉料（酱油、料酒各 10 克，淀粉、花椒粉或胡椒粉少许），蒜片、料酒、酱油、醋各 5 克，香油少许。

做法：

1 羊肉片洗净，将羊肉和腌料拌匀腌渍 15 分钟。大葱洗净，斜切成段。

2 油锅烧热，爆香蒜片，放入羊肉片大火翻炒；将葱段入锅，稍翻炒后先沿着锅边淋下料酒烹香；然后立刻加入酱油，翻炒一下；再沿锅边淋醋，滴香油，炒拌均匀，见大葱断生即可。

辣椒小炒

功效：去疲劳。

材料：青椒 350 克，肉丝 80 克，熟花生仁 50 克。

调料：豆豉 20 克，酱油、料酒各 5 克，盐 2 克。

做法：

1 青椒洗净，切丁；将肉丝、青椒滑散，盛出。

2 油锅烧热，加豆豉、盐、酱油、料酒炒匀，加花生仁、肉丝、青椒快炒熟即可。

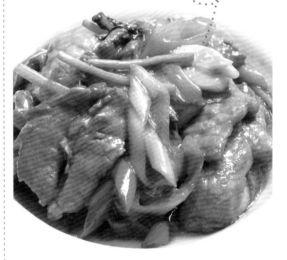

肾虚导致的早泄，补虚最重要

早泄是指男性在性交时失去控制射精的能力，阴茎插入阴道之前或刚插入即射精。因为男性的射精潜伏期受禁欲时间长短、年龄、身体状况、情绪等因素影响，射精潜伏期时间的长短也有个体差异，一般认为，健康男性在阴茎插入阴道2~6分钟发生射精，即为正常。

症状表现

射精时间过短、阳痿、小便黄赤、淋浊、阴痒，口苦咽干、舌质红等，常伴有神疲倦怠、精神不振、夜寐不安、心悸不宁等，影响工作和生活。

运动调养

有氧健身操

早泄患者可经常做有氧健身操，可在音乐的伴奏下锻炼身体，供给大脑更多氧气和养分，促进血液循环，起到健脑、通经活络和温煦脏腑的作用。同时，身体各器官的供氧量增加，心肺功能也会变得更强，包括生殖器官的供氧增加，血流充足，可以增强射精的控制，缓解早泄。

其他

散步、骑车等有氧运动。

生活调养

1. 夫妻双方要善于沟通，消除患者的焦虑、不安等异常心理，建立治愈疾病的信心。

2. 通过女性的按摩，待男性阴茎勃起乃至即将喷发之时，女性停止按摩，等男性的射精感消失之后，再继续按摩。

饮食调养

1. 若伴有疲乏、腰凉膝冷等肾气不足的症状，可以选择羊肉、芝麻、核桃、干姜、小茴香等祛寒补肾的食物。

2. 若伴有手脚心热、潮热盗汗等阴虚火旺的表现，可以选择枸杞子、百合、麦冬、银耳、山茱萸等食物。

特效穴位保健方

按摩气海穴

取穴原理： 对治疗性功能低下、早泄以及体倦乏力等症有所帮助。

简易取穴： 从肚脐中央向下量1.5寸处即是气海穴。

按摩方法： 用拇指或食指指腹按压气海穴3~5分钟，力度适中。

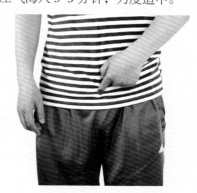

按摩气海穴

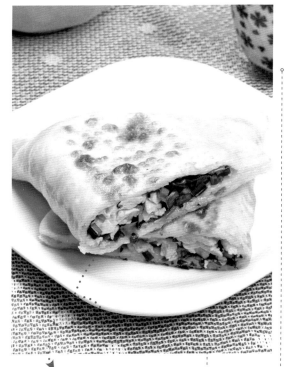

食谱推荐

山药枸杞粥

功效：滋补肾脏。

材料：山 药 100 克， 糯 米 50 克，
枸杞子少许。

做法：

1 糯米淘洗干净，用清水浸泡四小
时以上，放入沸水锅中大火煮
沸，改小火熬煮。

2 山药去皮、切丁，待粥熬成时放
入粥中，熬煮软烂后，再加入洗
净的枸杞子即可。

韭菜鸡蛋盒子

功效：适合男性性功能减退，阳痿
早泄者食用。

材料：韭 菜 末 200 克，鸡蛋 3 个，
面粉 500 克。

调料：盐 5 克，胡椒粉、味精各
少许。

做法：

1 鸡蛋洗净，磕开，加盐调成蛋
液，炒成块，盛出；韭菜末、鸡
蛋块、味精、胡椒粉做成馅。

2 取面粉，加入温水，制成面团，
醒 20 分钟，揉搓至无气泡，搓
条，下剂子，擀成面皮，包入馅
料，封口边，做成半月形生坯。

3 取平底锅放适量植物油烧至五成
热，下入生坯，煎至两面金黄
即可。

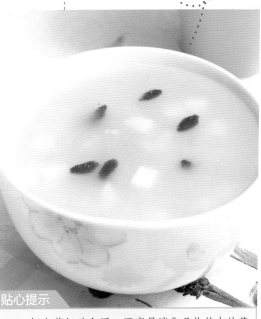

贴心提示

把山药切碎食用，更容易消化吸收其中的营
养物质。

143

第6章 肾强男人就强

多吃壮阳食物治阳痿

阳痿是指有性欲要求时阴茎不能勃起或勃起不坚，或者虽有勃起但不能保持足够的性交时间，因此妨碍性交或不能完成性交。引起阳痿的原因有精神方面的，也有生理方面的。生理方面的原因主要是肾脏功能出现了问题，这里主要针对生理方面的问题进行治疗。

症状表现

早期：阴茎能自主勃起、但勃起不坚不久；**中期**：阴茎不能自主勃起、性欲缺乏、性冲动不强、性交中途痿软；**晚期**：阴茎萎缩、无性欲、阴茎完全不能勃起。

运动调养

跳绳

由于跳绳的运动量较大，因此必须要采取循序渐进的原则：初学时，跳一分钟即可；三天后可连续跳三分钟；三个月后可连续跳十分钟。

游泳

由于游泳的运动量较大，要掌握好度，这要因人而异，量力而行，每次游泳的时间不宜过长。

其他

散步、提肛运动、打篮球等。

生活调养

1. 不要滥用壮阳剂，有些药物不仅不能提高性功能，反而会导致其他疾病。

2. 房事不宜过度，避免各种类型的性刺激，是防治阳痿的有效措施。

饮食调养

1. 多吃动物内脏，如猪腰、羊腰、牛腰等，可增强精子活力，提高性欲。

2. 多吃含锌食物有助于提高性功能，预防阳痿，如瘦肉、鱼类以及海产品等。

特效穴位保健方

按摩长强穴

取穴原理：按摩此穴有清热固肾的作用，主治遗精、阳痿等病症。

简易取穴：尾骨端与肛门连线的中点处即是长强穴。

按摩方法：用中指或食指指腹用力按揉长强穴1~3分钟，以有酸胀感为度。

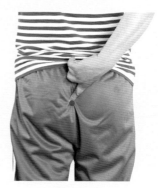

按摩长强穴

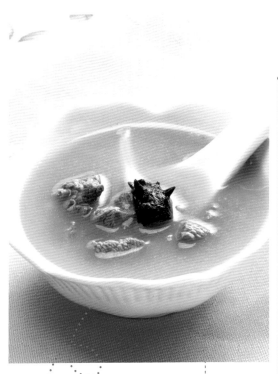

鸡蛋炒韭菜

功效：温肾壮阳、益气补精。

材料：韭菜 150 克，鸡蛋两个。

调料：盐 3 克。

做法：

1 韭菜择洗干净，沥水，切段；鸡蛋磕入碗中，加盐搅打均匀。

2 锅置火上，放油烧至五成热，倒入鸡蛋液，炒至凝结成块，盛出备用。

3 锅底留油烧热，加入韭菜、盐炒至断生，放入鸡蛋炒匀即可。

海参羊肉汤

功效：补肾阳虚。

材料：水发海参 20 克，羊肉 100 克。

调料：生姜末、葱段、胡椒末、盐各适量。

做法：

1 海参用温水泡软后，剪开参体，除去内脏，洗净，再用开水煮 10 分钟左右，取出后连同水倒入碗内，泡三个小时；羊肉洗净，焯去血水，切成小块。

2 将羊肉放入锅中，加适量水，小火炖煮，煮至将熟时，将海参切成小块放入同煮，再煮沸 15 分钟左右，加入生姜末、葱段、胡椒末、盐调味即可。

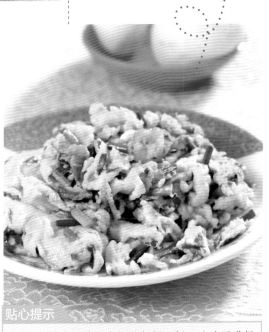

贴心提示

在倒鸡蛋前，先把油锅摇一摇，让油覆满锅底，这样就不会让鸡蛋粘在锅壁上而炒煳了。

第6章 肾强男人就强

145

固守元气改善遗精

遗精是指在无性交活动时的射精，在睡眠做梦时发生遗精称为梦遗；在清醒状态下发生的遗精叫作滑精。约有 80% 未婚青年都有过这种现象。遗精的频度差别很大，正常未婚男子，每月遗精可达 2~8 次，属于正常现象。

症状表现

非性交时发生精液自行泄出，一夜 2~3 次或每周两次以上，或在清醒时精自滑出，伴有神疲乏力、精神萎靡、失眠多梦、记忆力减退、腰膝酸软等症。

运动调养

蹲马步

挺胸塌腰，屈膝半蹲，头部挺直，目视前方，两臂向前平举，两膝内夹，使腿部、下腹部及臀部保持高度紧张，持续半分钟后复原。次数不限。

仰卧收腹

仰卧，两臂枕于头后，上体和两腿同时迅速上举，使双手和两脚尖在腹部上空相触；上举时吸气，还原时呼气。每天早晚各一次，每次 20~30 次。

洗冷水浴

每天洗冷水浴一次，或每晚临睡前用冷水冲洗阴囊 2~3 分钟。

生活调养

1. 正确看待遗精现象，不要产生心理压力，要懂得排除杂念。
2. 注意生活起居的规律，要适当节制性欲。

饮食调养

1. 多吃补肾固精的食物，如猪肾、板栗、核桃、黑豆、黑米、黑芝麻等。
2. 多吃含锌量多的食物，如牡蛎、麦芽，其次是瘦肉、蛋黄、鱼类等。

特效穴位保健方

拔罐肾俞穴

取穴原理： 主治遗精、遗尿、耳鸣、腰痛、虚火过旺等。可外散肾脏之热。

简易取穴： 位于腰部，在第二腰椎棘突下，旁开 1.5 寸。

拔罐方法： 让患者选取合适体位，取肾俞穴，点燃蘸着高浓度酒精的棉花，用镊子夹紧将其伸入玻璃罐具中燃烧一两秒钟后取出，迅速将罐具吸拔在穴位上，留罐 10~15 分钟。每日治疗一次，十次为一个疗程。

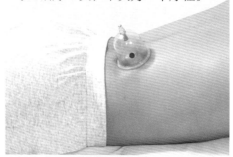

拔罐肾俞穴

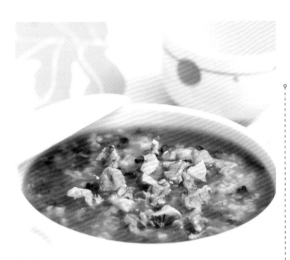

牡蛎粥

功效：补肾壮阳。

材料：牡蛎 200 克，小米 100 克。

调料：姜丝、葱末、料酒、白胡椒
　　　粉、植物油、盐各适量。

做法：

1 小米淘洗干净，加适量植物油、
　盐和水，浸泡 30 分钟；牡蛎用
　少量的料酒、白胡椒粉、盐拌匀
　入味。

2 把泡好的小米放入锅中，大火煮
　沸，转小火再煮 40 分钟，粥软
　烂浓稠时，下入牡蛎，再煮 10
　分钟，出锅前加姜丝、葱末调味
　即可。

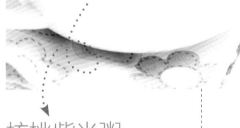

核桃紫米粥

功效：补肾固精。

材料：紫米 80 克，核桃仁 30 克，
　　　大米 20 克，葡萄干 10 克。

调料：冰糖 15 克。

做法：

1 核桃仁剁碎；葡萄干洗净；紫米
　洗净，浸泡四小时；大米洗净，
　浸泡 30 分钟。

2 锅内倒入清水大火烧开，加紫米
　煮沸，加大米改小火熬煮至黏稠，
　加葡萄干、冰糖继续熬煮五分钟，
　待粥凉后，撒上核桃碎，拌匀
　即可。

贴心提示

　　核桃仁表面的褐色薄皮含有丰
富的营养，食用时不要剥掉这层皮。

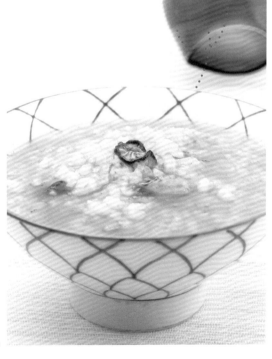

第6章　肾强男人就强

前列腺炎重在滋阴补肾

前列腺炎是指由泌尿系统感染、血行感染或淋巴系统感染引起的前列腺炎症，是中青年男性常见的疾病之一。前列腺炎一般分为急性和慢性。急性前列腺炎往往是由细菌或细菌毒素引起的，而慢性前列腺炎可能是饮酒过度、会阴部损伤、前列腺体增生、房事过度等因素引起的。

症状表现

急性前列腺炎：尿频尿急，尿痛，会阴部坠胀疼痛，前列腺肿胀疼痛，伴随有头痛、高热、寒战、食欲不振、精神萎靡等症；**慢性前列腺炎**：尿急尿频，排尿有灼热感，便后排出白色分泌物，前列腺饱满增大，患者会出现性功能障碍。

运动调养

慢跑

慢跑很适合保养前列腺，每天半个小时，可使盆底肌肉规律而有节奏地张弛，促进前列腺及其周围器官和组织的血液循环。

游泳

慢性前列腺炎患者在游泳时可以促进前列腺局部血液和淋巴循环，且运动力度也相对宽松。游泳池水温最好在25℃~30℃，游泳速度以每分钟30米左右为宜，时间为15~20分钟。

生活调养

1. 生活起居要有规律，要保证充足的睡眠。
2. 性生活要有节制，房事不可过度。

饮食调养

1. 饮食尽量清淡，多吃蔬菜和水果。
2. 不要吃油腻、辛辣、刺激的食物。

特效穴位保健方

摩动关元穴

取穴原理：补肾壮阳，改善肾虚引起的小便滴沥不尽、尿痛等症状。

简易取穴：从肚脐正中央向下量三寸处。

拔罐方法：以关元为圆心，左或右手掌做逆时针及顺时针方向摩动3~5分钟，然后随呼吸按压关元穴3分钟。

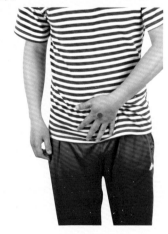

摩动关元穴

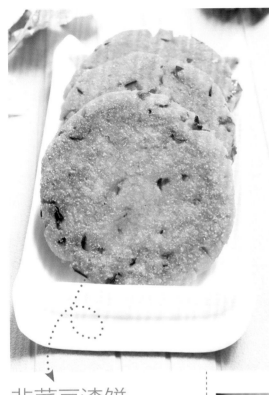

南瓜木耳白菜卷

功效：健脾止渴、滋阴补肾。

材料：大白菜叶 200 克，南瓜丝、
肉丝、水发木耳各 80 克。

调料：蚝油、老抽、白糖各 15 克，
盐、鸡精、水淀粉各适量。

做法：

1 木耳洗净，撕小朵；白菜叶焯至
八成熟，过凉。

2 将南瓜丝、肉丝、木耳炒熟，加
盐、鸡精和白糖，盛出；净锅冲
入开水，加蚝油、老抽、鸡精和
白糖，用水淀粉勾芡，制成味汁。

3 取白菜叶，在其上放炒过的南瓜
丝、肉丝、木耳，卷成卷，切段，
蒸三分钟，取出，淋味汁即可。

韭菜豆渣饼

功效：补肾益阳，对前列腺炎有滋
补作用。

材料：豆渣 50 克，玉米面 100 克，
韭菜 50 克，鸡蛋 1 个。

调料：盐 3 克。

做法：

1 韭菜洗净，切末；鸡蛋磕入碗中
搅散。

2 将豆渣、玉米面、鸡蛋液、韭
菜末混合在一起，加入盐，揉
成团。

3 将面团分成大小均匀的小团，压
成饼状。

4 在平底锅中倒少许油，放入小
饼，用小火煎，一面煎成金黄色
以后，翻面，直至两面都成金黄
色即可出锅。

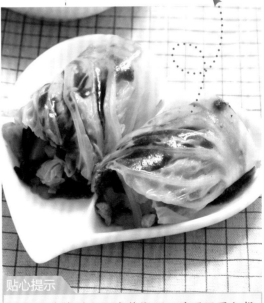

贴心提示

白菜焯到七八成熟即可，后面还要入锅
蒸制。

男性不育重在调节肾阴阳

男性不育是指夫妇婚后同居一年以上，在没有采取任何避孕措施的情况下，由于男性方面的原因造成女方不孕。

症状表现

性成熟障碍，如男性化不足、睾丸萎缩、小阴茎、性欲低下、早泄和阳痿等；还有睾丸先天性异常：无睾丸、隐睾和睾丸发育不全等。

运动调养

散步

除饭后半小时之内不宜散步之外，其余时间均可，每天可步行30~60分钟。

瑜伽

在瑜伽的众多体位中，有很多保养肾脏的动作。如眼镜蛇式、鱼式、肩倒立式、头倒立式等，都能刺激肾脏，达到强肾健肾的作用。

生活调养

1. 忌过多地骑自行车、摩托车、三轮车和骑马等。

2. 忌过频地洗热水浴。

饮食调养

1. 补锌补硒防治男性不育症。补锌补硒可以适当多吃一些含锌硒丰富的海产品，如虾、牡蛎等，还有蘑菇、大蒜、动物瘦肉等。

2. 戒烟戒酒；不要吃过于油腻的东西，否则会影响性欲。

特效穴位保健方

拔罐三阴交穴

取穴原理： 拔罐此穴有健脾益血、调肝补肾的作用，对不孕有很好疗效。

简易取穴： 让患者采取正坐姿势，小腿内侧踝尖上方四指宽的地方，胫骨内侧缘后方即是。

拔罐方法： 让患者取仰卧位，对三阴交穴位进行常规消毒；用消毒过的三棱针针刺此穴位，以微出血为度；起针后，选择大小合适的抽气罐吸拔在针刺过的穴位上，留罐10~15分钟。起罐后，擦拭血迹。每日治疗一次，十次为一个疗程。

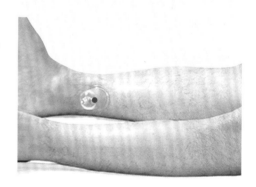

拔罐三阴交穴

第 **7** 章

养肾不只关男人，女人也要养

长期黑眼圈可能肾不好

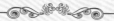

　　黑眼圈是由于经常熬夜，情绪不稳定，眼部疲劳、衰老，静脉血管血流速度过于缓慢，眼部皮肤红细胞供氧不足，静脉血管中二氧化碳及代谢废物积累过多，形成慢性缺氧，血液较暗并形成滞流以及造成眼部色素沉着等原因造成的。

● 症状表现

　　眼袋出现阴影；眼眶内下侧凹陷阴影；眼皮静脉血流滞留造成皮肤颜色加深；化妆品的色素颗粒渗透；眼周肌肤淤血及浮肿现象等。

● 运动调养

眨眼运动

　　上下眼睑有意识地做闭合运动，可使眼睑肌有收缩与放松的感觉，达到改善和消除眼睑下垂的效果。每日坚持在100次以上。

指压法

　　用双手的三个长指先压眼眉下方三次，再压眼眶下方三次。3~5分钟后眼睛会感到格外明亮。每日可做数次。

● 生活调养

　　1. 使用适当的眼部卸妆用品，应彻底卸除眼部化妆，包括防水睫毛液。

　　2. 平时要注意充足的睡眠及适当的营养，必要时应做些眼部的保健按摩、温敷等。

● 饮食调养

　　1. 多吃水果、蔬菜及维生素 C 含量丰富的食物，如橘子、油菜、番茄等。

　　2. 每天喝一杯红枣水，有助于加速血气运行，减少瘀血积聚，可降低因贫血引起黑眼圈的概率。

特效穴位保健方

推揉丝竹空穴

　　取穴原理：缓解眼睛疲劳，促进眼部血液循环。

　　简易取穴：眉毛的外侧眉梢凹陷处即是丝竹空穴。

　　按摩方法：用食指或中指指腹向内侧推揉 1~3 分钟。

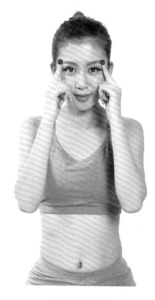

推揉丝竹空穴

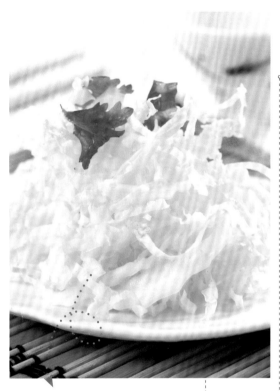

番茄牛肉煲

功效：美容养颜。

材料：牛肉 300 克，番茄 150 克。

调料：盐、料酒、姜片、葱段、植物油、花椒、白糖、酱油、鲜汤、香油、味精各适量。

做法：

1 牛肉洗净，切丁，放在碗内，加盐、料酒、姜片、葱段拌匀，腌渍约三十分钟，拣去葱、姜；番茄洗净，切丁。

2 油锅烧热，放入牛肉丁炸至棕褐色，捞出沥油。

3 油锅烧至四成热，下花椒炸香，下入番茄炒出香味，加入鲜汤，放入牛肉丁、盐、酱油煮沸，加入白糖、味精、香油即可。

糖醋白菜心

功效：促进排毒。

材料：大白菜心 200 克。

调料：香菜、盐、白糖、醋、味精、香油各适量。

做法：

1 大白菜心择洗干净，沥干水分，切丝；香菜择洗干净，沥干水分，切段。

2 取小碗，加盐、白糖、醋、味精和香油搅拌均匀，兑成调味汁。

3 取盘，放入白菜丝，淋上调味汁，撒上香菜段即可。

贴心提示

> 白菜富含水溶性维生素 C 等，宜先洗后切，以防维生素 C 流失过多。

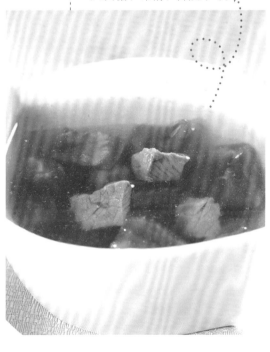

养好肾让女人告别手脚冰凉

中医理论认为手脚冰凉是气虚、气滞、阳气不足的反应。治疗手脚冰凉的症状，主要在于活血化瘀、疏通经络、改善血液循环和新陈代谢。

症状表现

手脚冰凉一般是由于阳气虚衰或气血不畅所致，体内的阳气不足或神经末梢血液循环不畅，都会造成手脚冰凉，尤其在冬季表现更为明显。

运动调养

慢跑

慢跑可使血流加快、血管弹性增强，具有改善血液循环、活血化瘀的作用。每天早上起床后，慢跑30分钟左右为宜。

跳健美操

跳健美操可使身体进行全方位的锻炼，促进血液循环；而且健美操作为一项有氧运动，还可减轻心理压力，使人心情愉快。

生活调养

1. "动则生阳"，勤运动，勤甩手。
2. 平时多用热水泡脚，既可使身体暖和，又可舒缓疲劳神经，使人感到放松。

饮食调养

1. 常吃温补食物，如姜母鸭、人参茶、桂圆茶、黑芝麻、甜汤圆等，冬天吃不仅可以暖身，手脚也不再冰冷。

2. 中药中有许多药物可改善及预防手脚冰冷，如人参、党参、当归、丹参、鹿茸、肉苁蓉、桂枝、麻黄、干姜、胡椒等，可用来泡茶、熬煮、入菜。

特效穴位保健方

按压劳宫穴

取穴原理： 按摩此穴可开窍醒神、清心泄热、安定心神，从而缓解手脚冰凉。

简易取穴： 手轻握拳，中指的指尖和手掌心相触的地方即为劳宫穴。

按摩方法： 用手指的指端按压穴位。

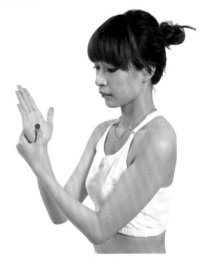

按压劳宫穴

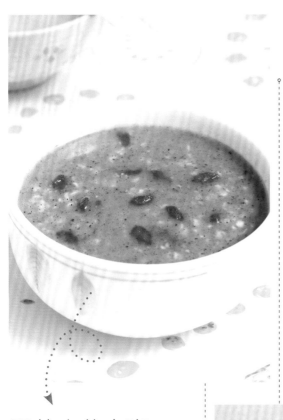

子姜炒羊肉丝

功效：温中散寒，开胃消食。

材料：羊肉 250 克，子姜 100 克，青椒、红椒各 30 克。

调料：葱丝 30 克，料酒 10 克，盐 4 克，醋、味精各少许。

做法：

1 羊肉、子姜分别洗净，切丝；青椒、红椒均洗净，去蒂、子，切丝。

2 将羊肉丝放入碗内，加料酒和盐腌渍 10 分钟。

3 锅置火上，倒油烧至七成热，下姜丝炒香，将羊肉丝、青椒丝、红椒丝和葱丝下锅煸炒，烹入料酒，加盐和味精调味，最后淋少许醋即可出锅。

黑芝麻燕麦粥

功效：补肾暖身。

材料：黑芝麻糊粉 25 克，燕麦片 50 克，枸杞子 10 克。

调料：白糖适量。

做法：

1 将黑芝麻糊粉放入碗中，加入适量水调匀成芝麻糊。

2 在芝麻糊中加入燕麦片，冲入适量的热水，最后加入枸杞子、白糖调匀即可。

贴心提示

炒黑芝麻时，火要小，否则易煳。

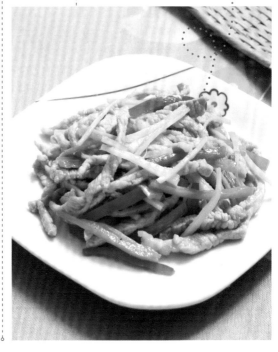

辨证补肾，远离白带烦恼

白带是指女性阴道分泌的一种液体，它是由前庭大腺、子宫颈腺体、子宫内膜的分泌物和阴道黏膜的渗出液、脱落的阴道上皮细胞混合而成。在正常情况下起到润滑、保护阴道的作用。

症状表现

白带异常通常表现为白带发黄、有腥臭味或呈蛋清状、泡沫状、豆腐渣状，且伴有阴部瘙痒。

运动调养

慢跑

每天早上起床后，慢跑 30 分钟左右。经常这样运动可促进骨盆腔的血液循环，有利于维护生殖系统的正常功能。

其他

练瑜伽、跳健美操、散步等。

生活调养

1. 平时尽量穿棉质通风的内外裤，使私密处保持干爽。

2. 正常情况下，阴道会自己保持酸碱值的平衡，平时只要以温水冲洗即可，不要用清洁剂或是消毒药水清洁阴道，否则会破坏阴道环境的平衡。

饮食调养

1. 少吃刺激性食物，如生姜、大蒜、辣椒、咖啡、浓茶等。

2. 切勿滥用抗生素，因为抗生素虽然有杀死细菌的作用，但却会助长霉菌的滋生。

特效穴位保健方

按揉阴陵泉穴

取穴原理： 按摩此穴具有清利温热、益肾调经、通经活络的作用，对治疗白带异常有较好的效果。

简易取穴： 小腿内侧，从膝关节往下摸，至胫骨内侧髁下方凹陷处。

按摩方法： 用拇指指腹用力按揉阴陵泉穴 3~5 分钟，以有酸胀感为度。

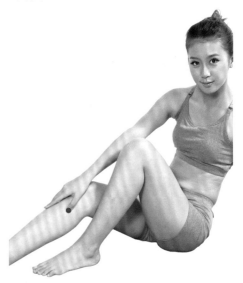

按揉阴陵泉穴

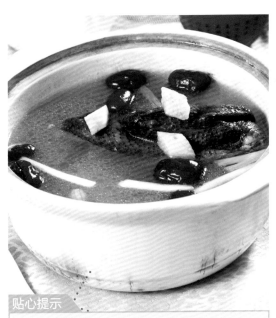

食谱推荐

银耳莲子枸杞雪梨汤

功效：滋阴润肺。

材料：银耳 10 克，莲子 30 克，枸杞子 8 克，雪梨 200 克。

调料：冰糖 10 克。

做法：

1 银耳泡发，去根蒂，撕成小朵；莲子洗净；枸杞子洗净；雪梨洗净，去核，连皮切块。

2 将银耳、莲子放进砂锅，加足量水，大火烧开，转小火慢慢熬至发黏，放入雪梨、枸杞子、冰糖，继续熬至银耳胶化即可。

贴心提示

山药的黏液可能会让人过敏，削皮时，可以戴上手套。

山药乌鸡汤

功效：益气补血。

材料：乌鸡1只，明参、当归、黄芪、党参、莲子、山药、百合、薏米、红枣、枸杞子各适量。

调料：葱段、盐各适量。

做法：

1 将乌鸡清理干净，用沸水焯烫，捞起；其他材料全部洗净。

2 锅中放乌鸡，加清水煮沸，放入明参、当归、黄芪、党参、莲子炖煮。

3 煮沸后撇去浮沫，加盖改小火煲30 分钟；放入山药、百合、薏米、葱段，加盖继续煲一小时。

4 加入适量盐，再加入红枣、枸杞子，加盖再煲 30 分钟，煲至乌鸡软烂即可。

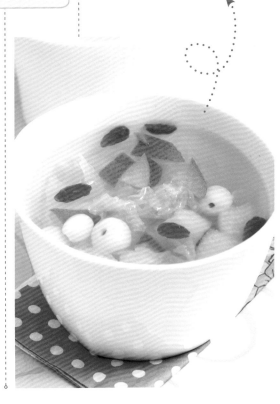

肾阳虚是宫寒的主要病因

宫寒是指妇女肾阳不足，胞宫失于温煦所出现的各种症状。女性宫寒多半肾阳虚，而肾阳虚的人又更容易受寒而加重宫寒。

症状表现

很多宫寒的女性主要会有怕冷、腰酸腿软、夜尿多、小便清长、性欲淡漠、月经推迟等症状，往往经量会比较少、颜色比较淡，或伴有痛经，严重的会闭经、不孕。

运动调养

快走

快步走可防宫寒，宫寒的女性运动过多时容易感觉疲劳，大都偏于安静沉稳。事实上，寒性体质者特别需要通过运动来改善身体状况。快步走是最简便的办法，可疏通经脉、改善血液循环、调畅气血、使全身感到温暖。

其他

女性平常参加一些运动或劳动可增强体质，如慢跑、打网球、练瑜伽等。

生活调养

1. 空调温度不宜调得过低。
2. 冬天着衣要保暖，避免寒冷邪气侵袭而导致宫寒。

饮食调养

1. 女性体质属阴，不要贪凉。不要吃过多冷饮、寒性瓜果等寒凉之物。

2. 多吃一些补气暖身的食物，如核桃、红枣、花生等。

特效穴位保健方

悬灸三阴交

艾灸原理：悬灸三阴交可补益肾阳和温经通脉，对宫寒有很好的疗效。

简易取穴：在小腿内侧，足内踝尖上三寸，胫骨内侧缘后方。

艾灸方法：艾柱悬灸三阴交，每次三柱或十分钟。

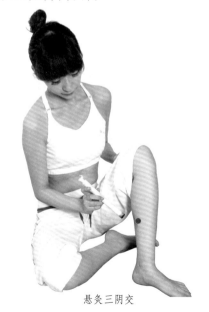

悬灸三阴交

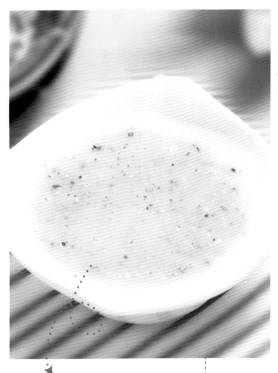

香椿炒鸡蛋

功效：滋阴润燥。

材料：香椿 300 克，鸡蛋两个。

调料：葱末、盐、植物油、香油各
　　　适量。

做法：

1 香椿洗净，焯水，捞出，切碎；
　鸡蛋磕入碗中，打散，与盐、葱
　末搅拌至起泡，待用。

2 炒锅置火上，倒植物油烧至八成
　热，将调好的鸡蛋液倒入锅内，
　炒至嫩熟，盛出。

3 锅留底油，烧至八成热，倒入香椿，
　撒盐，翻炒至香椿熟，倒入鸡蛋和
　葱末翻炒均匀，淋入香油即可。

大米花生红枣米糊

功效：补气暖身。

材料：大米 30 克，花生仁 20 克，
　　　红枣 5 克。

做法：

1 大米洗净，浸泡两小时；红枣洗
　净，用温水浸泡 30 分钟，去核；
　花生仁洗净。

2 将全部食材倒入全自动豆浆机
　中，加水至上、下水位线之间，
　按下"米糊"键，煮至豆浆机提
　示米糊做好即可。

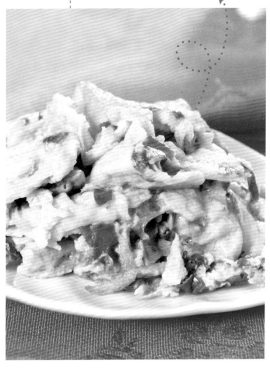

第 7 章　养肾不只关男人，女人也要养

159

护好肾，月经不再痛

痛经指妇女经期及其前后，出现小腹或腰部疼痛，甚至痛及腰骶的症状。症状随月经周期而出现，严重者伴有恶心呕吐、冷汗淋漓、手足厥冷，甚至昏厥等症状。

❧ 症状表现

痛经可分为原发性痛经与继发性痛经两种。**原发性痛经**：从月经初潮时即有疼痛，以后每次来潮均出现反复疼痛；**继发性痛经**：初潮开始有一个阶段在月经来潮前后并不感到疼痛，以后逐步出现腹痛，并逐渐加剧。

❧ 运动调养

散步

散步可促进血液循环，改善痛经症状。选择路面平整、风景优美、空气清新的地段，可放慢步行速度。

其他

慢跑、骑车、体操、跳些动作轻微的舞蹈等，注意月经期间的运动一般以不感到特别劳累为宜，要注意缩短锻炼时间，放慢速度。

❧ 生活调养

1. 月经期间可在腹部放置热敷垫或热水袋，一次数分钟，这样可以很好地缓解痛经。

2. 月经期间，不要碰凉水，不要坐卧湿地，并且不能游泳，以免细菌侵入阴道，引起感染。

❧ 饮食调养

1. 不吃过甜或过咸的垃圾食品。

2. 多吃蔬菜、水果、鸡肉、鱼肉等有利于女性保健的食物。

特效穴位保健方

捻揉血海穴

取穴原理：改善子宫功能，起到活血调经的作用。

简易取穴：大腿内侧，从膝盖骨内侧的上角，上面约三指宽筋肉的沟，一按就感觉到痛的地方即是血海穴。

按摩方法：用拇指指腹揉捻两侧血海穴各五分钟，以有酸胀感为宜。

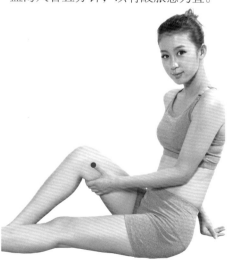

捻揉血海穴

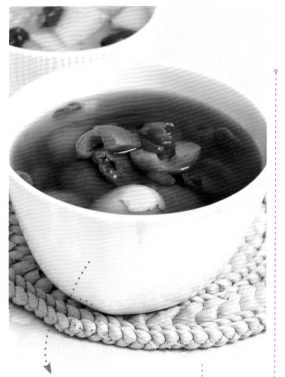

当归干姜羊肉汤

功效：补气养血、温中暖肾。

材料：羊肉 300 克，当归 20 克，姜 20 克。

调料：盐、料酒、鸡精各适量。

做法：

1 把当归洗净，切成片；姜洗净，切块；把羊肉剔去筋膜，放入沸水锅内焯去血水后，过清水洗净，斩成小块。

2 将瓦煲洗净，加入适量清水，置于火上，大火煮沸；加入当归片、姜块、羊肉块、料酒，加盖，用小火煲 3~4 小时后，加入盐、鸡精调味即可。

山楂荔枝红糖汤

功效：滋阴补血，缓解痛经。

材料：山楂肉、荔枝肉各 50 克，桂圆肉 20 克，枸杞子 5 克。

调料：红糖适量。

做法：

1 山楂肉、荔枝肉洗净；桂圆肉稍浸泡后洗净；枸杞子稍泡洗净，捞出沥水。

2 锅置火上，倒入适量清水，放入山楂肉、荔枝肉、桂圆肉，大火煮沸后改小火煮约二十分钟，加入枸杞子继续煮约五分钟，加入红糖拌匀即可。

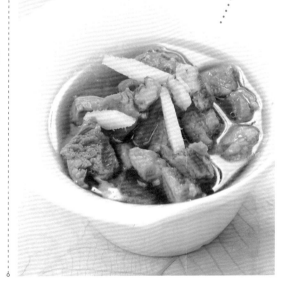

第7章 养肾不只关男人，女人也要养

161

更年期综合征，肾气亏虚是主因

更年期是妇女由生育期过渡到老年期的必经生命阶段。更年期综合征是由于卵巢功能减退、垂体功能亢进，分泌了过多的促性腺激素，引起的自主神经功能紊乱，多发生于 45~55 岁的女性中。

● 症状表现

月经变化、面色潮红、心悸、失眠、多梦、乏力、多虑、情绪不稳定、易激动、注意力难以集中、精力体力下降、记忆力减退、骨质疏松等。

● 运动调养

瑜伽

对于更年期女性来说，练瑜伽可以帮助肌肉和韧带的伸展，可缓解颈肩腰腿痛；另一方面，瑜伽的动作缓慢，配合呼吸和冥想等，可以帮助调节中枢神经、植物神经，进而改善焦虑、紧张的状态，调整内分泌。

其他

散步、慢跑、走跑交替、游泳等。

● 生活调养

1. 心态要积极乐观，保持良好心情，不要产生心理负担。

2. 生活作息要有规律，不熬夜。

● 饮食调养

1. 要加强营养的均衡摄入，平衡膳食多样化，保证身体营养充足。

2. 多吃一些富含天然雌激素的食物，如大豆、豆荚、坚果、亚麻籽油等。

特效穴位保健方

悬灸涌泉穴

取穴原理： 涌泉有苏厥通窍、滋阴益肾、平肝熄风的功效，可有效缓解更年期症状。

简易取穴： 抬起脚，脚趾弯曲，足底最凹陷处即是涌泉穴。

艾灸方法： 悬灸，每次十分钟，每日一次。5~7 天为一个疗程，月经前结束，每个月一个疗程。涌泉选一侧穴位，隔日换另一边。

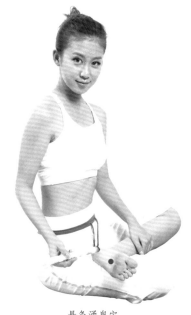

悬灸涌泉穴

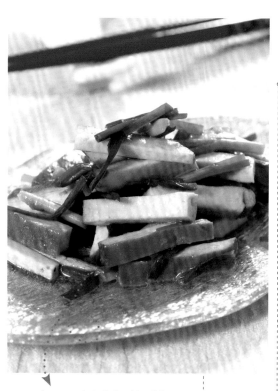

苦瓜胡萝卜煎蛋

功效：润泽皮肤、延缓衰老。

材料：胡萝卜 50 克，苦瓜 60 克，鸡蛋两个。

调料：盐、葱花、料酒各适量。

做法：

1 苦瓜对半剖开，去瓤，洗净切成小丁；胡萝卜切小丁；鸡蛋打散，放入苦瓜丁、胡萝卜丁、葱花、盐、料酒拌匀。

2 锅中放少许油，转动锅，使油平铺锅面，倒入蛋液，转动平底锅，使蛋液均匀铺到锅上，小火加热，表面凝固后翻面，再煎一分钟即可。

豆腐干丝炒韭菜

功效：健胃提神、散淤解毒，适合更年期综合征患者食用。

材料：韭菜 300 克，豆腐干 1 块，虾皮 20 克。

调料：植物油、盐、味精各适量。

做法：

1 豆腐干洗净，切细丝；韭菜洗净，用清水浸泡半小时，捞出切段。

2 炒锅置火上，倒油烧热，放入韭菜、豆腐干丝及虾皮，快速翻炒。

3 锅内放入盐、味精炒至韭菜断生，滗去多余水分，装盘即可。

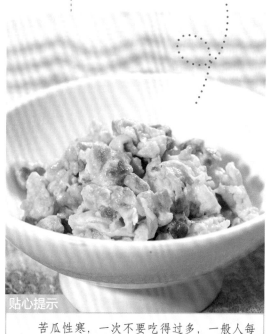

贴心提示

　　苦瓜性寒，一次不要吃得过多，一般人每次吃 80 克左右为宜。

第7章　养肾不只关男人，女人也要养

163

女人肾虚会引起不孕

女人不孕症是指育龄夫妇双方同居一年以上，有正常性生活，没有采用任何避孕措施的情况下，未能成功怀孕。造成女性不孕的原因有阴道炎、子宫内膜炎、子宫内膜异位、输卵管炎、内分泌异常、生殖器肿瘤等疾病。

症状表现

输卵管阻塞、月经不调、肾虚、肥胖、习惯性流产、不排卵、贫血等。

运动调养

瑜伽

练瑜伽，有加强内分泌系统的功能，促进血液循环、新陈代谢、减肥和保养皮肤，排除体内毒素，减缓和消除慢性疾病等作用。

游泳

游泳时，全身肌肉都可以运动，血液循环顺畅，对维持身体的健康相当有帮助。蛙式及蝶式必须运用到大腿及骨盆腔的肌肉，经常游这两种姿势，长期锻炼下来，可有效预防子宫脱垂、膀胱下垂的疾病。

生活调养

1. 保持心情舒畅，避免由于过度紧张、过分抑郁导致自主神经功能紊乱。
2. 科学合理地安排性交时间和性交频率，采取易于受孕的性交姿势。

饮食调养

1. 多喝鲜奶，预防因卵巢功能下降引起的骨质疏松。

2. 平时多食用富含植物性雌激素的食物，例如大豆、扁豆、小麦、黑米等。

特效穴位保健方

按压气海穴

取穴原理：位于人体之中央，是升气之源，可用于治疗妇科疾病，如慢性盆腔炎等。

简易取穴：从肚脐中央向下量1.5 寸处即是气海穴。

按摩方法：用拇指或食指指腹按压气海穴 3~5 分钟，力度适中。

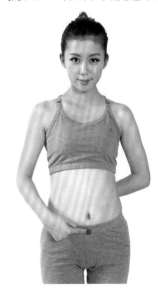

按压气海穴

第**8**章

老人和孩子，
一老一小来养肾

老人养肾补充阳气

老年人常会出现肾虚症状，而肾虚是人体健康的隐患，如不及时调养，就会诱发"三高"、癌症等疾病。那么老年人应该如何养肾呢？下面我们来具体看一下。

生活中养肾无处不在

老年人应该做好生活管理，积极防病，并不可随便用药。如，"三高"会引起肾脏并发症，导致慢性肾病甚至肾衰竭，而肾病反过来又会加重"三高"症状，所以要将"三高"控制好；感冒会使人体免疫功能下降，会加重肾虚，从而引发其他疾病。再如，止痛药等会影响肾功能，加重肾虚，抑或是引发其他肾脏疾病，所以老年人要慎用止痛药。此外，还要注意清洁，老年人由于肌肉松弛，黏膜组织的抵御能力减弱，所以应注意外部清洁。如，晚睡前，用温水清洗或冲洗外生殖器及肛门附近，最好不要选择盆浴。

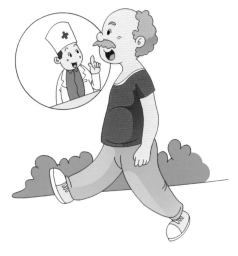

远离"三高"，避免肾脏并发症

老年人饮食注意事项

1. 在饮食方面，老年人应多吃有助于肾脏健康的食物，如黑色食物、动物肾脏、羊肉、山药等都是补肾食物，能适量食用，可以起到温补肾阳的作用。

2. 要做到饮食有度，定时定量，切不可暴饮暴食，摄入过量食物，会加重肾脏负担。

3. 要多喝水，多喝水可以将体内代谢废物充分排出肾脏，以免在肾脏沉积。饮水以白开水为宜，每天 1200~1500 毫升。

4. 注意低盐饮食，盐中的钠过量会加重肾脏负担，尤其伴有高血压症状的老年人更应该注意控盐。建议每天的食盐摄入量不超过五克。

健脾温肾，改善鸡鸣泻

鸡鸣泻是指发生在黎明前即公鸡打鸣时的腹泻，所以又叫作"晨泻""五更泻"，常发于老年人。而中医认为，鸡鸣泻主要是由于脾肾阳虚所致。

症状表现

一般黎明时，患者的腹部会有疼痛感，并伴有鸣响，腹泻后症状消失。此外，大便一般呈糊状，并有未消化的东西，但是便检正常。很多患者还会出现腰酸腿软、手脚冰凉、疲乏无力等症状。

运动调养

活动下肢

老年人多活动下肢，可延缓肾气衰老。因为下肢主要为肾所主，多锻炼下肢即有补肾之功。老人根据自身的情况，可以选择爬爬低矮的小山，或是散步、慢跑等都可以锻炼下肢，达到强肾、护肾的目的。

生活调养

1. 不要吃消炎药消炎止泻，否则很容易发生药物不良反应，如损害肝肾功能、过敏、加重腹泻等副作用。

2. 夏天不要吹空调、电扇等，否则会加重病情。

饮食调养

1. 食物以细、软、烂、少渣、易消化的为宜，如馒头、面条等。

2. 若腹泻情况有所好转，可食用少油的肉汤、蛋花汤、蔬菜汁等流质饮食。

特效艾灸保健方

悬灸下巨虚

艾灸方法： 悬灸，每次 10 ~ 20 分钟。每日一次，5 ~ 7 天为一个疗程，间隔两日可行下一个疗程。

取穴原理： 下巨虚是手太阳小肠经下合穴，对于调整小肠运化吸收有独到疗效，选用下巨虚治疗泄泻在临床上非常普遍。

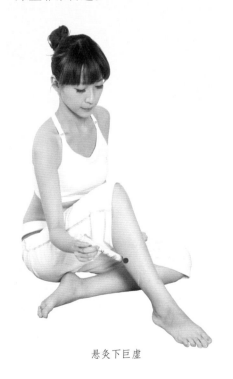

悬灸下巨虚

第8章 老人和孩子，一老一小来养肾

167

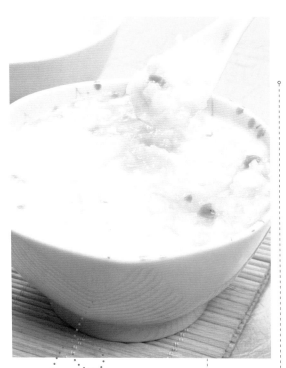

苹果海带汤

功效：收敛、益肾。

材料：海带、猪瘦肉各50克，苹果100克。

调料：姜片5克，盐3克。

做法：

1 海带洗净，用清水浸泡两个小时；猪瘦肉洗净，切块，用沸水焯一下，捞起；苹果洗净，去皮去核，切成块。

2 锅内加适量水，大火煮沸，放入海带、猪瘦肉、苹果和姜片，继续煮沸后转小火炖40分钟左右，下盐调味即可。

花生淮山粥

功效：补脾胃、益肺肾。

材料：花生米50克，淮山药100克，大米150克。

调料：冰糖10克。

做法：

1 将花生米洗净，捣碎；淮山药洗净，去皮，捣碎。

2 大米淘洗干净，放入砂锅中，倒入捣好的花生碎和山药熬煮成粥。

3 加入冰糖调匀即可。

贴心提示

　也可以用普通的食用山药代替淮山药。

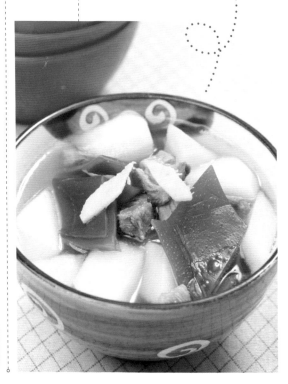

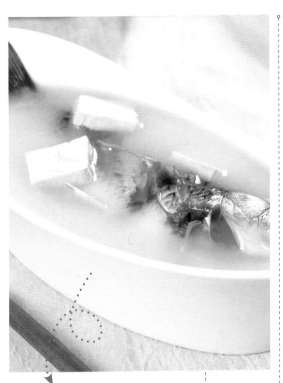

高粱羊肉粥

功效：防治腹泻、补血强身。

材料：高粱米 100 克，羊肉 50 克。

调料：姜末、葱末各 5 克，盐 3 克。

做法：

1 高粱米淘洗干净，用水浸泡两小时；羊肉洗净，切小丁。

2 锅置火上，加适量水烧沸，将高粱米放入锅中煮熟。

3 加入羊肉丁、盐、姜末，一起熬煮至高粱米开花，撒上葱末即可。

鲫鱼豆腐汤

功效：帮助粪便成形。

材料：鲫鱼 1 条，豆腐 150 克。

调料：料酒、香菜段、姜片、盐、味精、水淀粉、香油、植物油各适量。

做法：

1 将豆腐洗净，切成五毫米厚的薄片，用盐水腌渍五分钟，沥干；鲫鱼去鳞、鳃和内脏，洗净，抹上料酒，用盐腌渍 10 分钟。

2 锅置火上，倒植物油烧热，爆香姜片，放入鲫鱼，待鱼两面煎黄后加适量水，大火烧开后小火炖25 分钟，再投入豆腐片，加盐、味精调味，用水淀粉勾芡，撒上香菜段，淋香油即可。

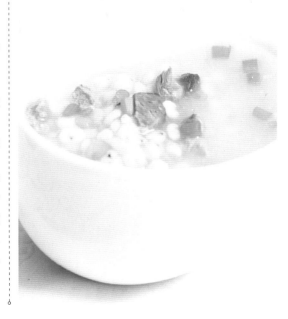

肾开窍于耳，耳鸣、耳聋从肾调

耳鸣、耳聋是老年人常见问题，这些现象除了与耳部健康密切相关外，还与肾有一定的关联。肾开窍于耳，当肾精亏虚、肾气亏虚时，就会导致耳鸣、耳聋。

症状表现

耳鸣：外界无声响时，自觉耳内有响声，如蝉鸣声、汽笛声、嘶嘶声或嗡嗡声等。

耳聋：常出现于耳鸣、头疼、头晕等症状之后，出现听力下降，开始时只对高频率声音听力下降，渐渐地对低频率声音听力也会下降，最后听不见任何声音。

运动调养

蒙耳弹头

用手掌分别压住两只耳朵，用手指轻轻弹击头部，每天弹十次以上。此法对耳鸣有效。

挖耳朵

将食指轻轻插入外耳孔，来回转动20次。用力要均匀，速度不宜过快，须先左后右交替进行。

鼓耳膜

用双手掌捂住耳眼，然后猛然松开，每天做十次。可延缓听力的衰老。

生活调养

1. 注意心理状态的调节，多通过与朋友聚会等方式来释放工作上的压力。

2. 积极保护环境，防止噪声，避免在噪声环境中待得过久。

饮食调养

1. 饮食宜清谈，少吃油腻和甜食。

2. 忌饮浓茶、咖啡、可可、酒等刺激性饮料，以避免中枢兴奋造成耳鸣。

特效穴位保健方

按压听宫穴

取穴原理：加速内耳血液循环，促进气血运行，维持内耳血液神经的正常。

简易取穴：耳屏正中的前方，张开嘴巴时的凹陷处即是听宫穴。

按摩方法：微微张嘴，用中指指腹缓缓用力按压听宫穴 1~3 分钟。

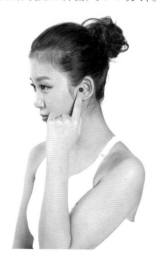

按压听宫穴

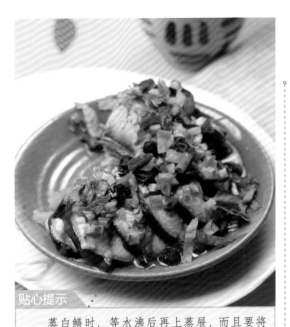

牛奶香蕉蒸蛋羹

功效：补肾益精、滋阴潜阳。

材料：牛奶200克，鸡蛋1个（60克），香蕉1根，枸杞子适量。

做法：

1. 鸡蛋磕开，打散，加入牛奶充分拌匀，过滤去杂质，放入大碗中。
2. 香蕉洗净，去皮，切厚片，放入大碗中，点缀少许枸杞子。
3. 将大碗放入沸水蒸锅中，大火蒸五分钟左右即可。

贴心提示

蒸白鳝时，等水沸后再上蒸屉，而且要将锅盖盖严。这样蒸出来的白鳝新鲜可口，香味纯正。

枸杞香菇蒸白鳝

功效：补肾滋阴、益气通窍。

材料：白鳝500克，枸杞子10克，香菇粒15克。

调料：葱花、青椒粒、姜末、香菜末、盐、味精、豆豉、色拉油、酱油、料酒各适量。

做法：

1. 白鳝洗净，切成底部相连的厚片，用料酒、盐、味精、色拉油腌一下。
2. 将腌好的白鳝码入盘中，撒上适量豆豉、香菇粒、枸杞子、姜末，上笼蒸十分钟左右。
3. 取出蒸好的白鳝，撒上青椒粒、香菜末和葱花，淋少许熟酱油即可。

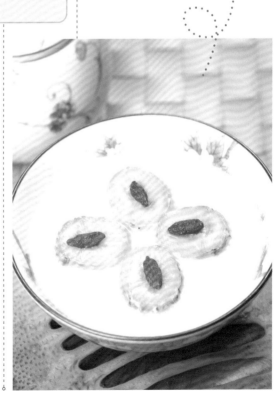

视力减退是肾精亏虚了

很多人进入老年以后，就会出现视物不清、视力减退等现象，这是因为人进入老年以后，身体机能减弱，肾虚就是症状表现之一。肾藏精，肾虚会导致人体精气不足，而靠精气营养的眼睛就会出现视力减退的问题。

症状表现

由肾虚引起的视力减退主要有三种类型，一是视力减退、眼睛干涩、瞳孔淡白；二是视力减退、视力逐渐模糊，有的甚至伴有智力减退；三是视物模糊，晚上视物尤为困难。

运动调养

抛物动作

左臂屈肘放两腿上，右臂屈肘，手掌向上，做抛物动作3～5遍。做抛物动作时，手向上空抛，动作可略快，手上抛时吸气，复原时呼气。此动作的作用与第一动作相同。

生活调养

1. 不要长时间用眼，如看书、看报等，每隔一小时休息一下。

2. 按时休息，不熬夜，否则会造成阴精耗损过多，就会伤肾。

饮食调养

1. 补充优质蛋白，多吃鱼类、肝脏等可以提高眼睛对微弱光线的敏感度的食物。

2. 多吃维生素A含量丰富的食物，如胡萝卜、鸡肉、动物肝脏等，可以延缓视力减退，增加眼膜的光洁度。

3. 多吃养肝养血的食物，"肝开窍于目""肝受血而能视"，所以应多吃豆类、鲜奶、红枣、百合等。

特效穴位保健方

点按睛明穴

取穴原理：有疏调眼部气血的作用，可保护视力。

简易取穴：鼻梁旁与内眼角的中点凹陷处即是睛明穴。

按摩方法：用食指指尖点按睛明穴，按时吸气，松时呼气，共36次，每次停留2～3秒。

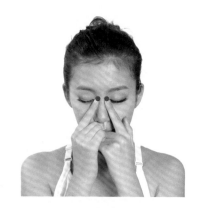

点按睛明穴

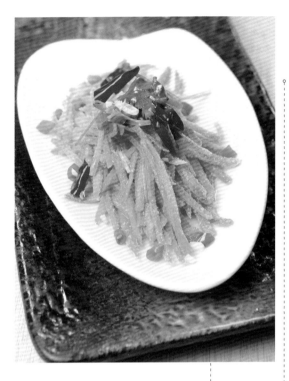

菠菜蒸蛋

功效：补血止血、滋阴平肝。

材料：鸡蛋 100 克，菠菜 250 克。

调料：高汤、盐各适量。

做法：

1 将菠菜洗干净，放沸水中煮一下，捞起，加入适量水搅成糊状。

2 取一蒸碗，将鸡蛋在碗中打散。

3 加入菠菜糊、高汤搅拌均匀，加盐调味后备用。

4 取一蒸锅，蒸锅水烧开，放入蒸碗，盖上锅盖，以中火蒸 15 分钟至熟即可。

粉蒸胡萝卜丝

功效：养肝护肾、保护视力。

材料：胡萝卜 200 克，玉米面 100 克，鸡蛋 1 个。

调料：盐、味精、葱末、蒜末、香菜段、干辣椒段、油各适量。

做法：

1 胡萝卜去皮，切成两毫米粗细的丝；鸡蛋取蛋清，放到胡萝卜丝里；将玉米面拌入胡萝卜丝中，使每根胡萝卜丝表面均匀地沾一层玉米面，再加入盐、味精拌匀，放入盘子中。

2 放胡萝卜丝的盘子加盖保鲜膜，放入蒸锅中火蒸 10 分钟取出。

3 在粉蒸胡萝卜丝上依次放入香菜段、葱末、蒜末、干辣椒段，用烧热的油浇在干辣椒段上拌匀即可。

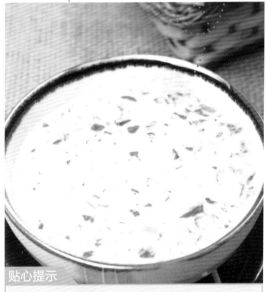

贴心提示

在烹调之前，可将菠菜入沸水中余烫，沥除汤汁，这样可避免摄取过多草酸，妨碍人体对铁与钙的利用。

便秘，可能是肾虚引起的

导致便秘的原因有很多，肾虚只是其中之一。肾阴虚或肾阳虚都有可能导致便秘，因为大便需要肾阳的推动，肾阳虚时推动大便无力，所以会便秘。而肾阴虚的时候，人体的津液不足，导致肠道不够润滑，大便干结，所以排便困难。

症状表现

肾虚型便秘的主要表现有两种，一是有便意，且大便并不干燥，但是没有力气排解；二是大便干结、呈羊屎状。

运动调养

推肚子

起床后排空小便，喝300～500毫升凉开水。站立，两脚与肩同宽，双手重叠放在右下腹部，从下腹部推至右肋部，再推向左肋部，再向下推到左下腹部，反复推30～50遍，可增强排便。

其他

适当散步、跑步等，可以促进肠道的运动。

生活调养

1. 养成定时排便的习惯。
2. 保持心情愉快，善于排解忧愁。

饮食调养

1. 水可以软化粪便，利于排泄，尤其可以在清晨喝一杯温开水或一杯蜂蜜水，这是便秘患者应该养成的习惯。
2. 饮食应清淡，并禁止饮酒，远离浓茶、咖啡，以及辛辣刺激性食物，以免大便干结。

3. 摄入足够的粗粮、新鲜蔬菜、水果，这些食物富含膳食纤维，有助于维持肠道中细菌环境的平衡。食用后可增加食物残渣，刺激胃肠蠕动，有利于清肠和排便。

特效穴位保健方

按压支沟穴

取穴原理： 增强大肠传导功能，缩短大便在肠内停留的时间。

简易取穴： 除拇指外的四指并拢，小指置于手背腕横纹的中点，食指指尖所至的两骨之间的凹陷处即是支沟穴。

按摩方法： 用拇指指腹分别按压双侧支沟穴5~10分钟，由轻到重，以有酸麻胀痛感为度。

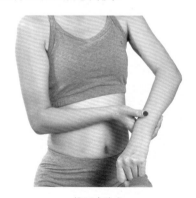

按压支沟穴

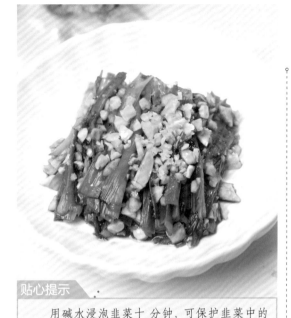

芹菜炒香干

功效：促进肠胃蠕动。

材料：芹菜250克，香干100克。

调料：葱段、姜片、料酒、盐、鲜
　　　汤各适量。

做法：

1 芹菜去叶，削根，去老茎，洗
　净，切成寸段；香干洗净，切
　成条。

2 锅内放油烧热，放入葱段、姜片
　煸香。

3 下芹菜段、香干条煸炒，加入料
　酒、盐和鲜汤，翻炒几下即可。

贴心提示

　　用碱水浸泡韭菜十分钟，可保护韭菜中的
维生素C，防止韭菜变黑；加盐腌渍能去除韭
菜的辛辣味。

蒸韭菜

功效：补肾阳。

材料：韭菜200克，熟花生碎10克。

调料：盐、鸡精、香油、老抽、玉
　　　米淀粉、食用碱各适量。

做法：

1 韭菜洗净，用加了食用碱的清水
　浸泡，撒少许盐，腌渍两分钟，
　沥干。

2 韭菜拌匀摊开，撒少许盐和鸡
　精，切段。

3 将韭菜段均匀地码在碟子内，撒
　上少许玉米淀粉，上锅，大火蒸
　3~5分钟。

4 蒸熟后，浇适量老抽和香油，撒
　上熟花生碎拌匀即可。

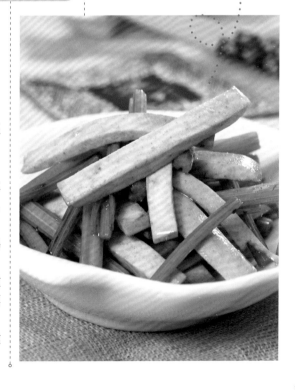

骨质疏松，多是肾虚所致

中医认为，肾主骨，骨质疏松症的病变部位在肾。肾气和骨以及骨髓的生长发育有密切关系，肾虚则不能生髓，骨得不到充分的营养自然会出现骨痛、骨痿、骨折。而且，当人体衰老，肝肾不足时，抵抗力就会下降，风湿就容易入侵，深入筋骨，加重症状。此外，各种疾病后期都会影响到肾，导致肾虚，引发继发性骨质疏松。

症状表现

可表现为腰背腿疼痛、身高变矮、驼背、易骨折、胸闷、气短、呼吸功能下降等。

运动调养

散步

散步能预防骨质疏松，可以每次步行 20 分钟以上。

伸屈

缓慢伸屈活动身体各关节，可根据身体情况活动 3 ~ 5 次不等。

生活调养

1. 慎用影响骨代谢的药物，如激素、免疫抑制剂等。

2. 人到老年，应主动去医院做相应检查，老年人骨丢失量加速进行，此时期应每年进行一次骨密度检查。

饮食调养

1. 平时应多吃含钙丰富的食物，如海产品、燕麦片、豆腐干、牛奶等。但不要和含高草酸食物（如莴笋、菠菜等）一起食用，因为草酸会阻碍钙的吸收。

2. 多吃蔬菜，特别是深绿色的蔬菜，如芹菜、油麦菜等，对缓解骨质疏松症有很大的好处。

特效按摩保健方

按摩关元穴

取穴原理： 可以培补元气，改善全身疲劳的作用。

简易取穴： 从肚脐正中央向下量三寸的位置即是关元穴。

按摩方法： 以关元为圆心，左或右手掌做逆时针及顺时针方向摩动 3~5 分钟，然后随呼吸按压关元穴 3 分钟。

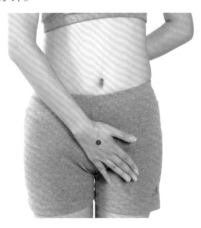

按摩关元穴

小孩养肾强体质

小孩正处于成长期，各组织器官都在发育过程中，功能并不成熟，而肾脏又是非常重要的器官，所以要注意养肾。

小孩补充蛋白质和能量要适量

很多家长喜欢多给小孩补充蛋白质和能量，认为这样可以促进孩子发育，事实上，适量的蛋白质和能量确实对孩子的发育有好处，但前提是适量。因为一旦过量，就会加重肾的负担，不利于阳气储藏，甚至导致肾精亏虚。所以，在饮食上应适量摄入蛋白质及其他营养成分，保证食物多样化，可有目的地适量选择补肾养阳的食物，如黑色食物等。还要给孩子多喝白开水，以保证尿量充足，可以将细菌排出体外，减少其对肾脏的危害。

小孩身体不适要及时就医

小孩的免疫系统还不成熟，抵御细菌侵袭的能力不足，所以容易患扁桃体炎、链球菌感染、感冒等，出现眼睑水肿等症状，此时，应该及时就医，而不要擅自给孩子服药，这些情况本身就会影响肾气，严重会诱发肾脏疾病。

除了在饮食和用药方面注意外，还要注意孩子的状态，如果出现倦怠无力、腰痛、腹痛、面部及关节处浮肿及尿色异常、尿量增多等情况，一定要带孩子就医，这些都是肾气不足、肾脏功能减弱的表现。

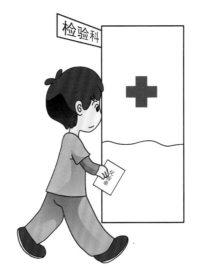

小孩身体不适要及时就医，避免诱发肾脏疾病

小儿尿床原来是肾虚在捣蛋

小儿尿床本是很正常的事情，但是如果 3 岁以上的孩子还尿床的话，就不正常了，这种情况在医学上有一个专业术语叫"遗尿症"。中医认为，这与肾气不足有关。肾能够控制大小便，小儿尿床就是肾对小便的控制失调。所以，想治疗小儿尿床，就先要解决肾虚问题。

症状表现

熟睡中多次遗尿，且小便清长，并伴有四肢冰凉、胃寒、智力比同龄孩子低，甚至还有缺乏自信心、焦虑、恐惧集体生活等现象。

运动调养

帮助孩子端坐

让孩子穿上宽松的衣服，然后将自己的双手搓热，置于孩子腰间，上下搓磨，直至孩子的腰部感觉发热为止，这样可以温肾。

生活调养

1. 养成良好的排便习惯。如晚上定时叫醒孩子排尿，且认真排尿，不能边玩边排。

2. 不要轻易改变孩子的生活环境，并根据气候变化及时调整孩子的穿衣和饮食。

饮食调养

1. 宜吃具固涩作用的食物，如莲子、山药、韭菜、黑芝麻等。

2. 多吃温补作用的食物，如薏米、莲子、豆腐、银耳等。

3. 晚餐吃干饭和动物性食物，这样可以减少水分代谢，缓解尿床症状。

特效穴位保健方

揉按三阴交穴

取穴原理： 有调节肝、脾、肾三脏的作用，对小孩遗尿有较好的功效。

简易取穴： 腿内侧，到内踝尖上三寸，胫骨内侧缘后方。

按摩方法： 用大拇指指腹按揉三阴交穴一分钟。

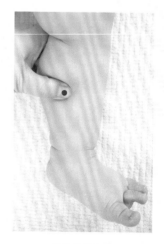

揉按三阴交穴

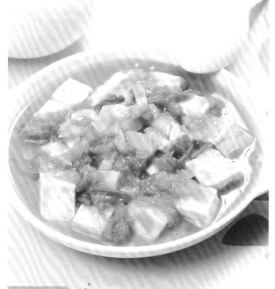

贴心提示

　　豆腐最好用北豆腐，比较筋道；下锅炒之前，可以在沸水中煮一下，这样豆腐不容易碎，而且有嚼劲、口感好。

番茄炖豆腐

功效：温补肾阳。

材料：番茄两个，豆腐一块。

调料：植物油、葱花、盐各适量。

做法：

1 番茄洗净切片；豆腐切成块。

2 油锅烧热，葱花爆香，放入番茄煸炒三四分钟，注意，火候不可太大，炒至番茄成汤汁状。

3 放入豆腐，加适量水、盐，大火烧开后改中小火慢炖 15 分钟左右，收汤即可。

食谱推荐

蛋包饭

功效：温肾壮阳、益气补精。

材料：米饭 150 克，小油菜 50 克，火腿 30 克，鸡蛋 1 个。

调料：番茄酱 10 克，橄榄油少许。

做法：

1 小油菜洗净，烫熟，切碎；火腿切小丁。

2 锅内倒油烧热，放入火腿丁、米饭炒松，再加入切碎的小油菜炒匀后盛起。

3 鸡蛋磕开，打散，搅匀，煎成鸡蛋皮。

4 将炒好的米饭均匀地放在鸡蛋皮上，再把鸡蛋皮对折起锅，最后将适量番茄酱淋在蛋包饭上即可。

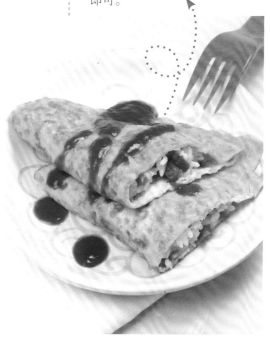

避免五迟、五软，让孩子健康成长

五迟是指孩子坐起、站立、行走、生齿、说话比同龄孩子晚；五软是指孩子头顶、口、手、足和身体较软。五迟与五软发生都与肾有关，是肾虚的典型症状。因为肾精虚，所谓"肾不足则骨不充"，肾精不足，则影响骨的发育，导致坐起、行走等不能正常发育。另外，肾虚导致气血不足，则心气不足，而言为心声，所以肾虚的孩子语言迟缓。

◐ 症状表现

五迟：一般认为，孩子在2~3岁时若仍然不能站立、行走；长头发的时候不长或者很少；12个月时牙齿还未萌发或长得过慢；1~2岁还不会说话。

五软：半岁左右脖子仍然软弱下垂；咀嚼无力、长流口水；手臂不能握举；2岁半后仍不能行走；肌肉松软无力。

◐ 运动调养

帮助孩子做四肢运动

平时帮助孩子做四肢运动，如上肢运动，孩子仰卧，妈妈双手握住孩子的两个腕部，大拇指放在孩子手掌心，将孩子双臂向外平展，与身体成90度，再将孩子的双臂与胸部齐，两手掌心相对，以上动作重复八次；下肢运动，孩子依然仰卧，妈妈握住孩子的两个脚踝，动作与上肢运动同，依然重复八次即可。

◐ 生活调养

1. 可以让孩子适当地活动，并适当减少抱着的时间，让其自由爬行。

2. 预防传染病的发生，保持良好体质，杜绝或尽量减少生病。

◐ 饮食调养

1. 尽量母乳喂养，因为母乳的营养比较全面。

2. 及时添加辅食，尤其要保证维生素A、维生素D及钙的补充。多吃蛋黄、动物肝脏、菜末、果汁、牛奶等。

特效按摩保健方

揉足三里

取穴原理：可以缓解小儿先天不足或后天调养不当所出现的发育迟缓、瘦弱、免疫力低下等症。

简易取穴：正坐，屈膝90度，手心对髌骨，手指朝向下，无名指指端处即是足三里穴。

按摩方法：用拇指按揉小儿足三里。

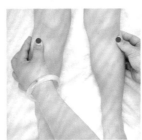

揉足三里

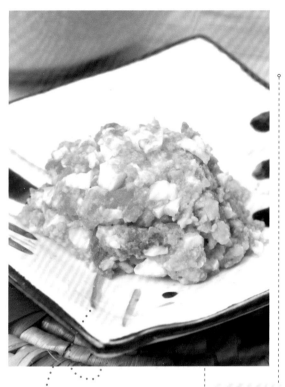

牛奶炖西蓝花

功效：强壮骨骼。

材料：西蓝花 10 克，牛奶 2 大匙。

调料：盐适量。

做法：

1 西蓝花洗净，去茎，掰成小块，沥干水分。

2 锅中倒入一碗清水煮开，加入西蓝花煮至熟软，捞起，切碎；另起一锅，倒入牛奶煮滚，再加入西蓝花煮开，加盐调味即可。

胡萝卜鸡蛋碎

功效：促进生长发育。

材料：胡萝卜 1 根，鸡蛋 1 个。

调料：生抽少许。

做法：

1 胡萝卜洗净，上锅蒸熟，切碎。

2 鸡蛋带壳煮熟，放入凉水里凉一下，去壳，切碎。

3 将胡萝卜和鸡蛋碎混合搅拌，滴上生抽即可。

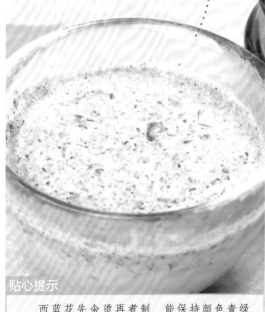

贴心提示

　　西蓝花先余烫再煮制，能保持颜色青绿，营养成分也不会流失。

第 8 章　老人和孩子，一老一小来养肾

远离鸡胸、龟背，让孩子拥有强健体格

鸡胸、龟背，即是像鸡胸一样的胸腹、像乌龟背一样的脊柱后突的背。西医认为这是营养性疾病，而中医将其与肾联系在一起。因为肾主骨，而鸡胸与龟背都是骨骼生长发育的问题。之所以会出现鸡胸、龟背，是因为孩子肾虚，肾精不足，影响了骨骼的生长。

症状表现

一般，鸡胸、龟背的孩子，除了这两个典型症状外，还会伴有头大、肋骨外翻、下肢弯曲等症状，且多发于冬春季节及 3 岁以下儿童。

运动调养

俯卧

俯卧两臂弯曲、撑地，将一侧用力向上抬，同时异侧手臂伸直向前，保持 3~4 秒。练习三组，每组 10~15 次。

其他

扩胸运动、俯卧撑、抬头等。

生活调养

经常晒太阳，接触阳光直射，可以从出生后两个月开始，这样可以适当补钙。

饮食调养

1.注重母乳喂养，辅食添加及时，且营养全面均衡，保证维生素 D 与钙的摄入，保证骨骼的生长发育与健康。

2.多吃蛋类、奶类等食物，不仅可以补钙，还可以补蛋白质，促进钙的吸收。

特效按摩保健方

按揉太溪穴

取穴原理：太溪穴是肾经原穴，有滋补肾阳的作用。

简易取穴：内踝尖和跟腱（脚后跟往上，足踝后部粗大的肌腱）之间的凹陷处即是太溪穴。

按摩方法：用大拇指指腹按揉太溪穴一分钟。

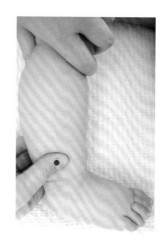

按揉太溪穴

第 **9** 章

调理肾脏，
"调"走这些常见病

肾主水，水肿跟肾脱不了干系

肾性水肿是怎么发生的

肾是人体排泄水和钠的主要器官，当肾功能受阻时，水、钠的排出减少，导致水、钠留在组织间隙中就形成了水肿，称为肾性水肿。另外，全身毛细血管通透性改变，使体液进入组织间隙，以及血浆白蛋白水平降低，导致血浆胶体渗透压降低等，也都是引起肾性水肿的原因。

肾性水肿的发生部位

肾性水肿刚发生时，多见于组织松弛部位，如眼睑和面部，往往是晨起眼睑或面部浮肿，随后才发展至脚踝、下肢，严重时会波及全身。

肾性水肿的饮食调控

1. 饮食宜低盐、低脂，多食含优质蛋白的食物，可选择乳类、蛋类、鱼类、瘦肉等。

2. 水肿严重者应在医生建议下采取无盐饮食，并禁食含盐高的食物，如咸菜、咸蛋、火腿等，并且应限制饮水。

3. 多吃新鲜蔬菜、水果等矿物质含量高的食品。

去水肿食物推荐

土豆	黄瓜	红豆
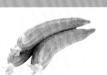		
土豆中含有极为丰富的钾，能帮助排出滞留在体内的钠。	黄瓜中有90%以上的成分都是水，有很好的利尿作用。	红豆含钾和皂角苷，有很强的利尿作用，对因肾脏功能衰退引起的脸部、脚部浮肿有很好的改善效果。

特效小偏方

冬瓜皮汤：取鲜冬瓜皮90克，切块，放入锅内，加入清水适量，煎取汤汁饮用。每天喝一剂，经常服用，可治疗水肿胀满引起的小便不利症状。

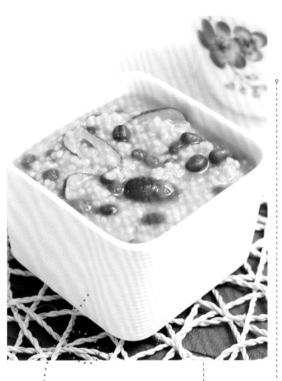

醋熘土豆丝

功效：促进排钠。

材料：土豆 500 克。

调料：醋 10 克，葱花、姜丝各 5
　　　克，花椒、盐各 2 克。

做法：

1 土豆去皮洗净，切成细丝，放入
　水中浸泡五分钟，控水。

2 锅置火上，放油烧至六成热，先
　将花椒炸香，捞出，再放入葱
　花、姜丝，随即放入土豆丝翻炒
　至八成熟，再加入醋、盐炒熟
　即可。

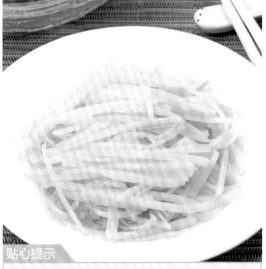

小米红豆粥

功效：消肿利水。

材料：小米 100 克，红枣 30 克，
　　　红豆 15 克。

做法：

1 红豆洗净，用水浸泡四小时；小
　米淘洗干净；红枣洗净。

2 锅置火上，倒入适量清水烧开，
　加红豆煮至半熟，再放入洗净
　的小米、红枣，煮至烂熟成粥
　即可。

贴心提示

　　小米不宜与杏仁同食，否则
易致腹泻。

贴心提示

　　土豆丝浸过冷水之后炒不易粘锅。先放醋，
炒出来的土豆丝较脆，如希望口感软烂一些的，
可锅前再放醋。

肾管纳气，虚喘跟肾有关

🐾 虚喘是怎么发生的

呼吸困难、气喘吁吁就是虚喘的表现，这说明肺和肾有问题，在中医上被称为"肾不纳气"。所谓纳气就是吸气，而吸气由肾负责，如果肾阳虚或肾气虚，那么由肺吸入的气就无法通过肾的作用下沉到丹田，表现在呼吸上就是呼吸表浅、丹田空虚。

🐾 虚喘的多发人群及主要症状

虚喘多发生在肾气虚和肾阳虚患者中，其中脾肾阳虚患者更为多见，这些人常常有哮喘症状，并且以发作性的喘息、气急、胸闷或咳嗽等为主要表现，少数人还可能出现胸痛症状。

🐾 虚喘的饮食调控

1. 多吃补肺气、固肾气的食物，如红枣、核桃、板栗、花生、牛肉、丝瓜等。
2. 多吃温补肾阳的食物，如肉桂、鹿茸、杏仁等。
3. 多吃缓解肾气虚的食物，如黄芪、西洋参等。

🐾 缓解虚喘的食物推荐

杏仁	丝瓜
	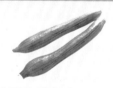
杏仁宣肺降气，化痰止咳，适用于哮喘咳嗽、痰多、呼吸不顺、甚则气喘、喉中哮鸣、胸脯满闷等症。	丝瓜可清热化痰、止咳平喘，适用于热性哮喘患者。

特效小偏方

在立冬后，挑九个完好无伤的大鸭梨。把这些梨有间隔地放到大坛子里，用大粒盐埋起来，梨与梨之间都要放满盐，不留空隙。到了冬至后，三九每"九"取一个梨洗净生吃。

毛豆烧丝瓜

功效：止咳平喘。

材料：丝瓜块 250 克，毛豆粒 100 克。

调料：葱丝、姜末、盐各 5 克，水淀粉适量。

做法：

1 毛豆粒洗净，焯水后捞出沥干。

2 油锅烧热，煸香葱丝、姜末，放毛豆粒、水烧 10 分钟；油锅烧热，下丝瓜炒软，倒毛豆粒，加盐，用水淀粉勾芡即可。

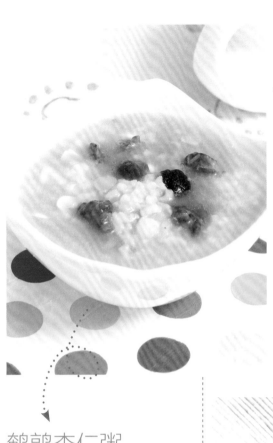

鹌鹑杏仁粥

功效：温肾助阳，缓解哮喘咳嗽等症。

材料：鹌鹑肉 100 克，大米 100 克，桂圆 15 克，杏仁 10 克。

调料：姜末、料酒、酱油各 10 克，盐 5 克。

做法：

1 鹌鹑肉洗净，切块，加料酒、酱油腌渍入味；大米洗净，浸泡 30 分钟。

2 锅置火上，加清水烧沸，放大米、桂圆、姜末、鹌鹑块、杏仁，大火煮沸后转小火熬至粥熟，加盐调味即可。

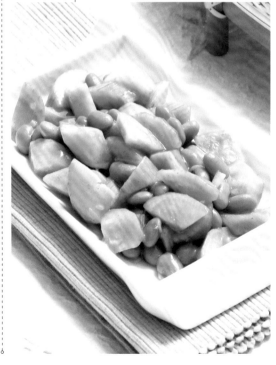

调养肾脏，远离高血压

⚫ 高血压与肾的关系

　　肾脏是调节体液的重要器官，和血压有很密切的关系，肾小球滤过率下降时，水分和盐分的滤出可能受到阻碍，造成体液增加，进而使血压升高。肾脏正常时，可分泌激素，调节血压；肾脏异常时，血压居高不下。高血压的影响体现在全身各处的血管上，其中较早受到损害的便是肾脏的血管。

⚫ 高血压并发肾病的表现

　　男性高血压患者较女性高血压患者更容易并发肾病。高血压引起肾脏损害出现临床症状的年龄一般为 40～60 岁。早期症状为夜尿增多，然后会出现蛋白尿。

⚫ 高血压的饮食调控

　　1. 摄入优质的蛋白质，如鱼肉、瘦肉、鸡蛋、乳制品等。

　　2. 补充维生素和矿物质，如维生素 B_1、维生素 B_2、维生素 B_6、维生素 C、叶酸、活性维生素 D、铁等。

　　3. 不可摄入过多钠离子，如食盐、酱油、味精、番茄酱等含有大量的钠，加工及腌渍罐头中含钠量也很多。

⚫ 降血压食物推荐

芹菜	茄子	胡萝卜
芹菜中的芹菜素能抑制血管平滑肌紧张，减少肾上腺素的分泌，从而降低和平稳血压。	茄子中含有的葫芦巴碱、胆碱，具有降低胆固醇的功效，可使高血压患者的血管舒张受损变小。	胡萝卜中含有的槲皮素和山茶酚可增加冠状动脉血流量，具有降压、强心、消炎等功效。

特效小偏方

　　柠檬香菇酒：取香菇 25 克、柠檬 1 个、蜂蜜 80 毫升、白酒 500 毫升；然后将香菇、柠檬洗净晾干，切片，放入白酒中，密封七日后，拿出柠檬；再浸泡七日，加入蜂蜜拌匀后即可饮用。

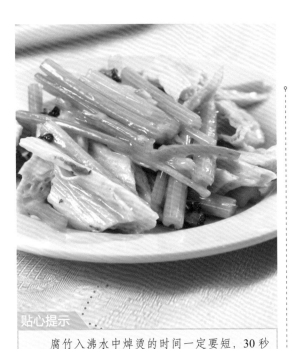

番茄炒茄子

功效：降胆固醇。

材料：茄子 250 克，番茄 50 克。

调料：葱花、盐、鸡精、水淀粉、
植物油各适量。

做法：

1 茄子去蒂，洗净，切滚刀块；番
茄洗净，去蒂，切块。

2 炒锅置火上，倒入适量植物油，
待油温烧至七成热，放葱花炒
香，放入茄子块翻炒均匀。

3 加适量清水烧至茄子块八成熟，
放入番茄块烧熟，用盐和鸡精调
味，水淀粉勾芡即可。

贴心提示

腐竹入沸水中焯烫的时间一定要短，30 秒
即可，不然腐竹会被水焯散。

炝拌芹菜腐竹

功效：扩张血管。

材料：芹菜 250 克，腐竹 50 克。

调料：葱花、盐、鸡精、植物油各
适量。

做法：

1 腐竹洗净，切菱形段，入沸水中
焯 30 秒，捞出，晾凉，沥干水
分；芹菜择洗干净，切菱形段，
入沸水中焯透，捞出，晾凉，沥
干水分；取盘，放入腐竹段、芹
菜段、盐和鸡精搅拌均匀。

2 炒锅置火上，倒入适量植物油，
待油温烧至七成热，加葱花炒出
香味，关火。

3 将炒锅内的油连同葱花一同淋在
腐竹和芹菜段上拌匀即可。

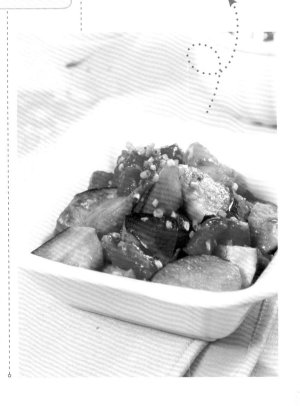

肥胖，可能是肾虚引起的

◉ 肾虚是如何引起肥胖的

脂肪的分解和合成与肾上腺皮质激素有关，此激素能够促进脂肪的分解，并抑制脂肪合成。而肾上腺皮质激素的分泌又与人体内分泌功能有密切关系，当内分泌功能减弱时，激素分泌会减少，代谢水平降低，会致人体热量消耗减少，进而发生肥胖。而当人体肾虚的时候，内分泌功能就会减弱。

◉ 肾虚肥胖者有哪些表现

形体肥胖、头昏头痛、手脚发凉、腰酸腿软、舌体胖大、舌苔发白等都是肾虚肥胖者的症状表现。

◉ 肥胖的饮食调控

1.严格控制脂肪和糖的摄入量，如油炸食品、动物油、动物内脏、人工奶油等含有很多饱和脂肪的食物最好不吃。此外，糕点等甜食以及含糖量高的水果也要少吃。

2.多吃热量低、饱腹感强的食物，可选择富含膳食纤维的粗粮和蔬菜，以增加饱腹感，且还能促进胃肠蠕动、帮助排便。

3.每天三餐要固定，同时可以在上午 10 点和下午 4 点分别增加一餐，可以吃一些蔬菜和燕麦片。这样可以避免正餐吃得过多，造成热量过剩。

◉ 降血脂食物推荐

黑木耳	苹果	黄瓜
黑木耳能降低血中的胆固醇浓度，还能减肥和抗癌。	苹果可降低胆固醇浓度，减缓人体对糖的吸收，刺激肠道蠕动，促进排便。	黄瓜可抑制糖类食物转化为脂肪，加强胃肠蠕动，保持大便通畅。

特效小偏方

绿豆冬瓜汤：取冬瓜 200 克、绿豆 100 克、姜 3 片、盐 5 克；将绿豆洗净倒入汤锅中炖熟；将冬瓜去皮、瓤，洗净后切块投入汤锅内，烧至熟即可。

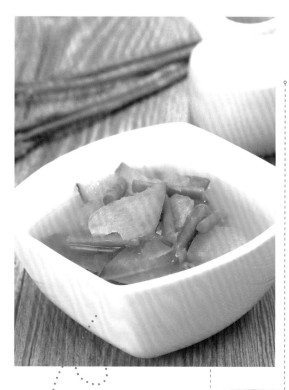

玫瑰决明瘦身茶

功效：去脂、排毒、补虚。

材料：玫瑰花 3 朵，山楂干品 3 片，决明子、薄荷叶干品各 5 克。

做法：

将所有材料一起放入杯中，冲入沸水，盖上盖子闷泡约八分钟后饮用。

贴心提示

　　最好等泡好的花草茶稍凉一会儿，大概到不烫手的程度，再放入适量蜂蜜，以免温度过高造成蜂蜜中的营养流失。

芦笋煨冬瓜

功效：芦笋 200 克、冬瓜 200 克。

材料：海带、猪瘦肉各 50 克，苹果 100 克。

调料：葱、姜、盐、鸡精、水淀粉各适量。

做法：

1 芦笋取嫩的部分，去皮洗净，切小块，开水烫 2 分钟，捞起，过凉，沥干。

2 冬瓜洗净，开水烫一下，捞起，过凉，沥干。

3 将芦笋、冬瓜、葱末、姜丝一起放入锅中，加水适量，煨炖30分钟，再放入适量盐、鸡精、淀粉勾芡即可。

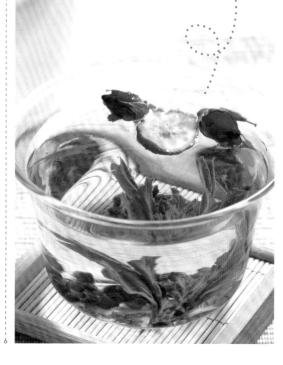

慢性疲劳跟肾虚有关

✿ 为什么慢性疲劳与肾虚有关

很多人都知道疲劳会导致肾虚，却并不知道肾虚也可以导致疲劳，可以这样说，现在典型的慢性疲劳就是肾虚症状之一。记忆力减退、性功能下降、全身酸软无力等慢性疲劳的症状都与肾有关系，因为肾藏志，肾虚所以脑力下降；肾主性，肾虚会影响性功能；肾主骨，肾虚就会导致无力。

✿ 慢性疲劳综合征

上班族每天工作压力大，工作内容繁杂，而且又缺乏锻炼，所以很容易感到疲劳。如果疲劳感长期得不到缓解，就会形成慢性疲劳综合征，每天都会感到不舒服、乏力，容易上火、心情烦躁、工作效率低，等等。

✿ 慢性疲劳的饮食调控

1. 要做到饮食多样化，包括对碳水化合物、蛋白质、脂肪三大能量物质的摄入。疲劳时须尤其注意补充糖分。

2. 多食用乳制品和豆制品，且每餐最好至少要食用一种乳制品。

✿ 缓解疲劳食物推荐

米类	猪肉	芝麻
米类中富含B族维生素、碳水化合物等，食用后能迅速补充体力，消除疲劳。可供选择的米有大米、小米、高粱米等。	猪肉中含有优质蛋白质、脂溶性维生素和矿物质，对大脑保健有非常好的作用，可以缓解脑疲劳。	芝麻中含有丰富的脂肪酸，也为身体活动提供能量。

特效小偏方

川芎党参泡脚：取川芎、党参各40克；然后将川芎、党参放入锅内，加清水2000毫升，放在火上煎，等煎至1500毫升的时候，把药渣过滤掉；然后把药汁倒入脚盆中。先把脚放在水蒸气上熏蒸，待水温下降后泡洗双脚。

每晚临睡前熏泡一次，感觉水凉了就往盆里续热水。每次40分钟。

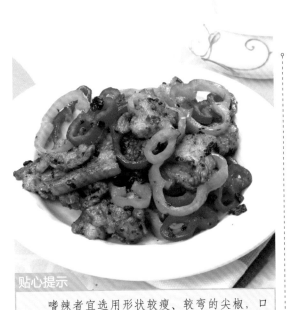

芒果牛奶饮

功效：强健骨骼、消除疲劳。

材料：芒果 150 克，香蕉 100 克，牛奶 200 毫升。

做法：

1 芒果洗净，去皮、核，切小块；香蕉去皮，切小块。

2 将上述食材倒入全自动豆浆机中，加入牛奶，按下"果蔬汁"键，搅打均匀后倒入杯中即可。

贴心提示

嗜辣者宜选用形状较瘦、较弯的尖椒，口感较辣。

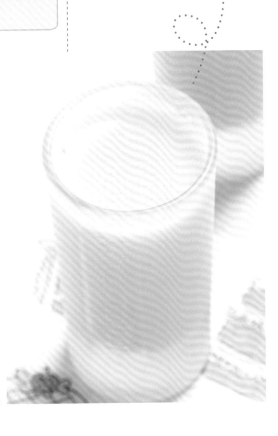

农家小炒肉

功效：补充蛋白质和脂肪。

材料：瘦猪肉片 150 克，带皮五花肉片、青尖椒圈、红尖椒圈各 100 克。

调料：料酒、酱油各 10 克，蒜末 8 克，盐 4 克，淀粉、鸡精各适量。

做法：

1 猪瘦肉片加淀粉、料酒、酱油、盐腌渍。

2 锅内倒油烧热，放带皮五花肉片煸炒至金黄色，倒尖椒圈和蒜末，放盐翻炒。

3 放入腌好的瘦肉片，煸炒四分钟，加酱油、鸡精，炒匀即可。

过敏性鼻炎也能从肾上调

🐾 过敏性鼻炎的根源是肾虚

大多数人根本不会将"喷嚏连连、久治不愈"的过敏性鼻炎与肾虚联系在一起，但二者确实有密切的关系。早在《黄帝内经》中即有记载"五气为病，肾为喷为欠"，也就是说，肾与打喷嚏是有关系的。从中医理论讲，人体有一种保护机体的气，可以将其理解为有免疫功能的气，而这种气的强弱是由肾决定的。所以当肾虚的时候，这种气就很弱，在身体上反应出来就是打喷嚏。

🐾 肾虚型过敏性鼻炎的症状表现

与由感冒引起的过敏性鼻炎不同，由肾虚引起的过敏性鼻炎主要表现为一直打喷嚏，且不易好转，并伴有疲劳、腰膝酸软、怕冷等症状。

🐾 过敏性鼻炎的饮食调控

1. 多吃温性食物，如姜、韭菜、香菜等，可以起到预防的作用。
2. 可以多吃温补肾阴的食物，如糯米、山药、大枣等。
3. 多吃缓解肾虚的食物，如黑色食物等。
4. 少吃生冷油腻的食物，其中包括海鲜、肥肉和冷饮。

🐾 缓解过敏性鼻炎的食物推荐

菊花	胡萝卜	红枣
菊花可调整免疫机能，预防过敏。	胡萝卜中富含胡萝卜素，有防过敏功效。	红枣中富含维生素C，可有效防过敏。

特效小偏方

红霉素眼膏：把鼻子冲洗干净，然后在棉签上涂满红霉素眼膏，再将棉签深入鼻孔内轻轻涂擦，并转动棉签，使整个鼻腔壁都涂有药膏。

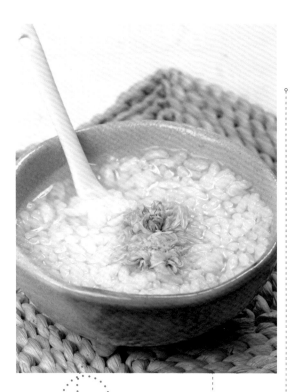

大米花生红枣米糊

功效：缓解过敏症状。

材料：大米 30 克，花生仁 20 克，红枣 5 克。

做法：

1 大米洗净，浸泡两小时；红枣洗净，用温水浸泡 30 分钟，去核；花生仁洗净。

2 将全部食材倒入全自动豆浆机中，加水至上、下水位线之间，按下"米糊"键，煮至豆浆机提示米糊做好即可。

菊花茶粥

功效：预防过敏、补肝、益肾。

材料：大米 50 克，干菊花 5 克。

做法：

1 大米淘洗干净，熬为稠粥；菊花用沸水泡开。

2 稠粥中加入泡开的菊花，大火煮沸，然后转小火慢煮三分钟即可。

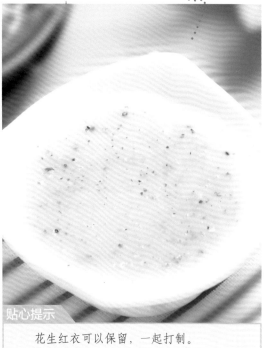

贴心提示

花生红衣可以保留，一起打制。

填补肾经，不脱发、不早白

❀ 肾经亏虚导致脱发、早白

"聪明绝顶"和"少年老成"是很多年轻人的困扰，其实脱发和早白与聪明与老成并没有什么关系，它们是肾虚精亏引起的。人体精亏则血少，致使头发得不到足够的滋养，所以出现脱发、早白的现象。所以，想治疗脱发、早白，就要先滋阴补肾、填补肾经。

❀ 脱发、早白的具体症状表现

少白头：最初头发只有稀疏散在地有少数白发，大多数出现在头皮的后部或顶部，夹杂在黑发中呈花白状，以后白发逐渐或突然增多。

脱发：头发油腻、头屑较多，时间久了头顶和额角处头发日渐稀疏。

❀ 脱发、早白的饮食调控

1. 多吃蔬菜水果，因为蔬菜水果中含有较多维生素，B 族维生素具有促进头发生长、使头发呈现自然光泽的功效；维生素 C 可以活化微血管壁，使发根能够顺利吸收血液中的营养。

2. 因为头发属碱性，而甜品多呈酸性，会影响体内的酸碱平衡，加速头皮屑的产生，所以要少吃甜食。

3. 多吃牡蛎、虾等，这些食物中含有较多的锌，人体若缺锌，容易大量脱发并且导致新长的毛发颜色变淡。

❀ 脱发、白发的食物推荐

黑豆	黑芝麻	黑木耳
黑豆有美发护发、养颜美容的功效。	黑芝麻对身体虚弱、早衰导致的脱发效果最好。	黑木耳有防治头发过早变白和脱落的功能。

特效小偏方

按摩头皮：早晨起床后和临睡前，用手掌在头皮上画小圆圈，并揉搓头皮；先从额经头顶到后枕部，再从额部经两侧太阳穴到枕部。每次按摩 1～2 分钟，以后增加到 5～10 分钟。

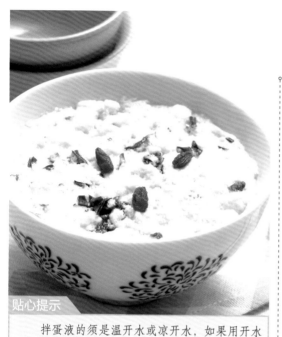

牡蛎煎蛋

功效：防脱发，使头发光泽、有弹性。

材料：去壳牡蛎 50 克，鸡蛋 1 个。

调料：葱花 5 克，盐 3 克，花椒粉少许。

做法：

1 牡蛎洗净；鸡蛋洗净，磕入碗内，打散，放入牡蛎、葱花、花椒粉、盐，搅拌均匀。

2 锅置火上，倒入适量植物油，待油烧至六成热，淋入牡蛎鸡蛋液，煎至两面呈金黄色，撒上葱花即可。

贴心提示

拌蛋液的须是温开水或凉开水，如果用开水就搅成蛋花汤了。

黑木耳蒸蛋

功效：补肾、乌发。

材料：黑木耳 150 克，鸡蛋 100 克，枸杞子 10 克。

调料：盐、葱花、香油各适量。

做法：

1 鸡蛋打散，加入少量清水、盐继续搅拌。黑木耳放在温水中洗净，切成小碎末。

2 蛋液中加入黑木耳碎搅拌，然后撒上葱花、枸杞子，淋入香油。

3 蒸锅水烧沸腾之后再把碗加盖放入蒸锅蒸。沸水大火蒸七分钟左右即可。

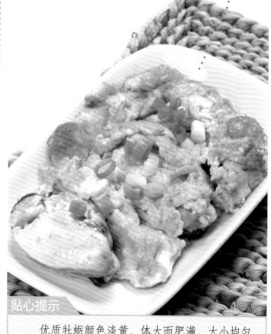

贴心提示

优质牡蛎颜色淡黄，体大而肥满，大小均匀。

第9章 调理肾脏，"调"走这些常见病

失眠可能是肾虚不藏所致

❀ 肾虚如何导致失眠

失眠是指长期的睡眠障碍，表现为入睡困难或保持睡眠状态困难。而肾脏与失眠有密切关系，肾虚会导致失眠。身体一旦肾虚，就会导致微循环系统不够畅通，从而影响经络运行，表现出来就是失眠。

❀ 肾虚型失眠的症状表现

入睡难、睡眠质量不佳，并出现记忆力、警觉性、注意力和判断力减退的症状，有的还可能伴有肥胖。

❀ 失眠的饮食调控

1. 饮食上多吃清淡食物，少吃或不吃油腻、刺激性的食物。像莲子、龙眼等，在睡前如熬粥服用，对缓解失眠大有好处。

2. 睡前喝一杯牛奶，可使睡眠质量大大提高。或将一汤匙醋倒入一杯冷开水中饮用，可以催眠并使人睡得香甜。

3. 睡前不要喝酒、咖啡、浓茶等刺激性的饮料，也不要暴饮暴食。

4. 适当选用一些营养品，可以选择含多种矿物元素的食物，特别是其中钙和镁的含量比例能达到2：1的更好。但切记不可乱服，要在医师的指导下进行。

❀ 缓解失眠的食物推荐

小米	牛肉	燕麦

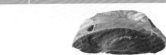

| 小米中含有色氨酸，色氨酸能够让人放松，减缓神经活动而引发睡意，被认为是天然的安眠药。 | 牛肉能够提供B族维生素，可以消除疲劳，帮助集中注意力，还能抑制过分兴奋的交感神经，改善失眠和精神不稳定。 | 燕麦中的松果体素是人体大脑中与睡眠质量密切相关的物质。 |

特效小偏方

桑葚汤：取桑葚干品40克或鲜品80克；然后用250毫升水煎成汤，一次或分几次口服，每日一剂，连服五剂为一疗程。

附录 常见肾病饮食宜忌

急性肾炎患者的饮食宜忌

宜吃食物	忌吃食物
鲤鱼、甲鱼、鸡肉、鸭肉、冬瓜、西瓜、百合、花生、丝瓜、大枣、芹菜、绿豆、米类等	油炸食物、熏制食物、动物肝脏、动物肾脏、菠菜、空心菜、韭菜、香蕉、猕猴桃、浓肉汤、番茄酱、咖啡等

慢性肾炎患者的饮食宜忌

宜吃食物	忌吃食物
蛋类、奶制品、精瘦肉、鱼肉、白菜、卷心菜、蛋清、芹菜、菠菜、番茄、瓜类、甘蔗、粉皮、粉条、土豆、藕粉、柑橘、猕猴桃等	钠含量高的食物等

肾病综合征患者的饮食宜忌

宜吃食物	忌吃食物
芝麻油、葵花籽油、燕麦、米糠、奶类及奶制品、豆类及豆制品、白菜、油菜、芹菜、番茄、茄子、苹果、猕猴桃、玉米、荞麦、红薯、魔芋、山楂、洋葱、黑木耳等	肥肉、芝麻酱、花生仁、巧克力、咸鸭蛋、松花蛋、酱豆腐乳等

急性肾衰竭患者的饮食宜忌

宜吃食物	忌吃食物
鸡肉、鱼肉、虾等动物性蛋白质食物，水果、麦淀粉面条、麦片、饼干等淀粉点心等	咸肉、苋菜、泡菜、腌肉等过咸的食物，香蕉、紫菜等含钾量高的食物，辣椒、胡椒、茴香等易使人上火的食物，以及海鲜等

慢性肾衰竭患者的饮食宜忌

宜吃食物	忌吃食物
蛋清、牛奶、精瘦肉、梨、苹果、黄瓜、番茄等	糙米、胚芽类、全麦面包、鸡肝、猪肝、花生、杏仁、腰果、豆类、奶类、酸菜、腊肉、方便面、罐头制品等

高血压肾病患者的饮食宜忌

宜吃食物	忌吃食物
小麦淀粉、玉米淀粉、藕粉、山芋、小米、西瓜、猕猴桃、梨、柑橘、山楂、苹果、桑葚、白菜、芹菜、番茄、豆芽、西葫芦、冬瓜、土豆、萝卜、银耳、木耳、平菇、香菇、金针菇等	糯米、豆类、哈密瓜、西瓜、香蕉、菠萝、芒果、枣、香瓜、苋菜、菠菜、竹笋、火腿、田鸡肉、鸡肉、鸽肉、鹌鹑、雀肉、狗肉、动物内脏、蛋黄等

糖尿病肾病患者的饮食宜忌

宜吃食物	忌吃食物
玉米、薏米、小米、荞麦、绿豆、柚子、橘子、樱桃、无花果、西瓜、南瓜、冬瓜、西葫芦、白萝卜、青椒、荠菜、苋菜、芹菜、猪瘦肉、牛瘦肉、猪肾、蛋清、脱脂牛奶、鲫鱼、草鱼、黑鱼、香菇、草菇、玉米油、橄榄油、核桃、胡桃、大蒜等	油炸加工过的面食、面包、蛋糕、大枣、黑枣、香蕉、桃、甜瓜、莲藕、菠菜、香菜、莴笋、菱角、土豆、红薯、猪肝、羊肝、鹅肝、咸鸭蛋、松花蛋、腊肉、虾米、鲍鱼、芥末、干辣椒、浓茶、咖啡、咸菜、果脯等

泌尿系结石患者的饮食宜忌

宜吃食物	忌吃食物
黑木耳、荠菜、百合、圆白菜、红豆、馒头、胡萝卜、西葫芦、冬瓜、猪肉、娃娃菜、鲤鱼、豇豆、青椒、西蓝花、黄瓜、茄子、鸡蛋、绿豆芽等	番茄、菠菜、草莓、巧克力、大豆、鱼肝油等